实用甲状腺疾病诊疗

——甲亢篇

主编 殷德涛

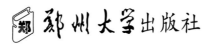

郑州大学出版社

图书在版编目(CIP)数据

实用甲状腺疾病诊疗. 甲亢篇 / 殷德涛主编. — 郑州:郑州大学出版社,2022. 11
ISBN 978-7-5645-9182-3

Ⅰ. ①实… Ⅱ. ①殷… Ⅲ. ①甲状腺机能亢进–诊疗 Ⅳ. ①R581

中国版本图书馆 CIP 数据核字(2022)第 204828 号

实用甲状腺疾病诊疗——甲亢篇
SHIYONG JIAZHUANGXIAN JIBING ZHENLIAO——JIAKANG PIAN

策划编辑	张　霞		封面设计	苏永生
责任编辑	张　霞　张馨文		版式设计	胡晓晨
责任校对	刘　莉		责任监制	李瑞卿

出版发行	郑州大学出版社		地　　址	郑州市大学路 40 号(450052)
出 版 人	孙保营		网　　址	http://www.zzup.cn
经　　销	全国新华书店		发行电话	0371-66966070
印　　刷	河南瑞之光印刷股份有限公司			
开　　本	889 mm×1 194 mm　1 / 16			
印　　张	12.5		字　　数	262 千字
版　　次	2022 年 11 月第 1 版		印　　次	2022 年 11 月第 1 次印刷

书　　号	ISBN 978-7-5645-9182-3		定　　价	188.00 元

主编简介

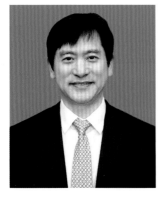

殷德涛,男,中共党员,国家级知名专家;郑州大学第一附属医院研究生处副处长,甲状腺外科河医院区主任,留美博士后,主任医师、二级教授,全日制博士研究生导师,河南省高层次领军人才(B类人才);郑州市青联副主席,河南省青联常委;中国医师协会外科学分会甲状腺外科医师委员会(CTA)委员;中国研究型医院学会甲状腺疾病专业委员会常务委员,青委会副主委;中国医促会甲状腺专业委员会常委,青委会副主委;中国抗癌协会康复会乳腺甲状腺肿瘤分会副主任委员;中国抗癌协会甲状腺肿瘤分会委员;中国中西医结合学会理事;河南省中西医结合学会甲状腺疾病分会主任委员;河南省药理学会甲状腺药理专业委员会主任委员;河南省医学会甲状腺疾病分会副主任委员;河南省医学会临床流行病学与循证医学分会副主任委员等。《Thyroid》《Clinical and Translational Medicine》《Endocrine》《Cancer Management and Research》《Cancer Letters》《Archives of Medical Research》《Onco Targets and Therapy》特约审稿人;《中国普通外科杂志》《西安交通大学学报医学版》《郑州大学学报医学版》《医学与哲学杂志》《中国医学伦理学杂志》《河南医学研究》《中华医学杂志》《中华实验外科杂志》《中华内分泌外科杂志》《国际外科学杂志》编委及通信编委。

作为第一完成人,获河南省科技进步奖二等奖两项;主持国家自然科学基金面上项目1项,省部级科研课题25项;在国家级、核心期刊发表学术论著一百余篇,SCI收录二十余篇。荣获包括河南省高层次人才特殊支持"中原千人计划"学者、河南省优秀专家、河南省学术技术带头人、河南省优秀教师、河南省"五四青年奖章"、河南省青年科技专家、河南省高校省级青年骨干教师等荣誉二十余项。

师从我国著名普通外科专家王庆兆教授。擅长甲状腺肿瘤特别是甲状腺恶性肿瘤诊断及治疗;甲状腺功能亢进症(甲亢)、桥本甲状腺炎、甲状腺肿大、甲状旁腺疾病、颈部包块、颈部瘘管、慢性肾衰竭继发甲状旁腺功能亢进症等疾病的诊断及治疗。率领团队常规开展各种复杂、晚期甲状腺癌根治术及颈部淋巴结清扫术;超声引导下甲状腺结节细针穿刺细胞学检查及基因检测;甲状腺良性肿瘤消融技术;各种入路的颈部无瘢痕腔镜甲状腺手术(经口腔、经腋窝、经乳晕等)。

作者名单

主　编　殷德涛

副主编　唐艺峰　李红强　陈立波　韩星敏

　　　　田晨光　杜培洁　殷珂宇　辛雅萍

编　委　(以姓氏笔画排序)

　　　　马润声(郑州大学第一附属医院)

　　　　王勇飞(郑州大学第一附属医院)

　　　　王瑞华(郑州大学第一附属医院)

　　　　王慧慧(郑州大学第一附属医院)

　　　　左道宏(郑州大学第一附属医院)

　　　　田晨光(郑州大学第二附属医院)

　　　　茞群刚(郑州大学第一附属医院)

　　　　杜　新(郑州大学第一附属医院)

　　　　杜公博(郑州大学第一附属医院)

　　　　杜培洁(郑州大学第一附属医院)

　　　　李　俊(郑州大学第二附属医院)

　　　　李　婷(郑州人民医院)

　　　　李红强(郑州大学第一附属医院)

　　　　辛雅萍(郑州大学第二附属医院)

　　　　陈立波(上海市第六人民医院)

　　　　柳　桢(郑州大学第一附属医院)

　　　　姚　岚(郑州大学第一附属医院)

　　　　柴　红(上海市第六人民医院)

　　　　殷珂宇(兰州大学基础医学院)

　　　　殷德涛(郑州大学第一附属医院)

　　　　唐艺峰(郑州大学第一附属医院)

　　　　黄凤姣(郑州大学第一附属医院)

　　　　韩星敏(郑州大学第一附属医院)

内容提要

甲状腺功能亢进症(甲亢)是指甲状腺腺体本身产生甲状腺激素过多而引起的一组常见的临床综合征,其分类困难,引起甲亢的病因复杂,机制也各不相同。临床中由于长期习惯的原因,导致"甲状腺功能亢进症""甲状腺毒症""桥本甲亢""桥本假性甲亢"等概念等同称呼或相互混淆,使医务工作者或者大众对其产生困惑。

本书受临床工作中遇到的相关问题的启发,综合近年相关指南、共识、文献,结合临床实践经验,联合国内多个从事内分泌及代谢病科、核医学科、甲状腺外科的专家撰写而成。本书从临床实际出发,梳理了相关概念、构建了体系框架,层层递进地以问答的形式解答了临床工作中遇到的问题。全书分为7章,用精练易懂的语言、图文并茂的形式、结合病例介绍了甲亢的基础知识、甲亢的症状与体征、甲亢的检查、甲亢的病因诊断与鉴别、甲亢的治疗与日常护理等。既符合了临床诊疗的思路,又体现出多学科协作的思想,可供医务人员参考,也可作为患者预防、治疗和护理的参考用书。

序

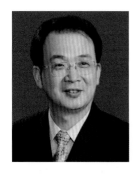

甲状腺作为我们人体最大的内分泌腺,对维护身体健康的作用至关重要,一旦出现疾病,几乎可以伤害到我们体内所有的器官和组织。流行病学调查显示我国成人甲状腺疾病患病率呈上升趋势,而且甲状腺疾病可以贯穿人类生命的各个阶段,从胎儿到儿童,从青少年到中老年人,各年龄段的人群都有可能受到甲状腺疾病的伤害,由此可见,甲状腺健康问题不容忽视。

伴随着甲状腺疾病的高发,社会各方面越来越关注甲状腺健康问题。一方面,我们要重视甲状腺健康,高危人群和已经诊断甲状腺的患者,要积极治疗、定期复诊、坚持随访;另一方面,得了甲状腺疾病的患者也不必特别恐慌。近些年来,我们国家无论是内科还是外科,在诊治甲状腺疾病方面都已经取得了长足的进步,学术界对甲状腺疾病的认识越来越深入,治疗手段也越来越完善和精进,只要思想重视,配合医生,绝大部分甲状腺疾病都是可以治疗和控制的。

现实中有一些误区,大家通常谈及的"甲亢"一般指的是甲状腺毒症,但是这个专业用语使用不普及,很多人并不了解。甲亢是一大类疾病的统称,常见原因有 Graves 病、毒性多结节性甲状腺肿、甲状腺自主性高功能腺瘤、垂体性甲亢等。真正的甲亢,只是甲状腺毒症的一部分,其诊断和治疗有其特殊的地方。需要进行临床评估来明确是否为甲亢以及是哪一种甲亢,才能有针对性地治疗。

殷德涛教授主编的这本《实用甲状腺疾病诊疗——甲亢篇》,联合了内分泌及代谢科、甲状腺外科、核医学科等相关科室的临床实践者,以问答的形式、简明生动的语言、图文并茂地梳理了相关概念,构建了体系框架,实用性强。书中引用真实病例资料,体现出平时临床工作的思维、经验以及多学科协作的思想,使读者更加容易接受。相信此书能为甲状腺疾病的诊疗事业添砖加瓦!

中国医师协会外科医师分会甲状腺外科医师委员会主任委员
中国研究型医院协会甲状腺疾病专业委员会主任委员
解放军总医院第一医学中心普通外科甲状腺专病中心主任

前 言

甲状腺功能亢进症(甲亢)是指甲状腺腺体本身产生甲状腺激素过多而引起的一组常见的临床综合征,其分类困难,病因复杂,机制也各不相同。临床中由于长期习惯的原因,"甲亢""甲状腺毒症""桥本甲亢""桥本假性甲亢"等概念等同称呼或相互混淆,使医务工作者或者大众对其产生困惑。甲状腺毒症是任何原因引起血液循环中甲状腺激素过多,引起以神经、循环、消化等系统兴奋性增高和代谢亢进为主要表现的一组临床情况的总称,是甲状腺激素过量所致的临床状态。甲状腺毒症包括了甲亢,而甲亢只是甲状腺毒症中的一种类型。非甲亢类型的甲状腺毒症,比如破坏性甲状腺毒症和服用外源性甲状腺激素的甲状腺功能并不亢进。所以,临床发现甲功检查单中的甲状腺素和三碘甲腺原氨酸高、促甲状腺激素低或出现食欲亢进、心悸、手抖、大脖子等症状都不一定是甲亢,需要进一步的临床评估。

完整的内分泌疾病的诊断应包括功能诊断、病理诊断和病因诊断 3 个方面。甲亢的病因复杂,以 Graves 病最常见,约占所有甲亢患者的 85%,其他病因还包括毒性结节性甲状腺肿、甲状腺自主性高功能腺瘤、碘甲亢、垂体性甲亢及人绒毛膜促性腺激素相关性甲亢等。需要临床评估明确甲亢的病因、程度以及患者的基本情况,为下一步治疗以及制定合理的治疗方案做准备。

过量的甲状腺激素对机体的损害遍及全身。Graves 病的许多临床表现与交感神经兴奋相似,患者对儿茶酚胺的敏感性增强。目前,针对 Graves 病的治疗方法主要包括抗甲状腺药物、^{131}I 和手术治疗,旨在降低甲状腺激素水平而非明确地针对病因(比如控制 TRAb 和纠正甲状腺自身免疫紊乱)。因此,3 种方法均为对症性治疗而非根治性治疗。目前尚未有根治性治疗的有效手段。总体而言,上述 3 种方法均有效并相对安全,但各有利弊,因此选择治疗方案时应遵循个体化治疗原则,采取多学科会诊模式。

本书从临床实践出发,力求用简明的语言、以问答的形式,梳理、明确相关概念,构建甲亢相关的病因诊断、治疗的框架。将真实的病例、临床的思维和经验以及多学科协作的思想融合一体,介绍了甲亢相关的基础知识、甲亢的症状与体征、甲亢的检查、甲亢的病因诊断与鉴别、甲亢的治疗与日常护理等。旨在解决临床工作中的常见问题,普及甲状腺疾病的规范化诊治,相信会对内分泌及代谢医师、甲状腺外科医师、核医学医师等有所帮助,同时也衷心欢迎各位同道、读者多提宝贵意见。

殷德涛

2022 年 8 月于郑州

目　录

第一章

甲亢相关的基础知识

甲状腺是人体最大的内分泌腺,对维护身体健康至关重要。甲状腺功能亢进症(甲亢)这一词汇逐渐进入我们的生活中。临床中由于长期习惯的原因,导致"甲亢""甲状腺毒症"等概念等同称呼或相互混淆,造成医务工作者或者大众对其产生困惑。本章由浅入深介绍了甲状腺的解剖和生理功能、甲亢的病因分类以及导致甲亢的病因及诱因。旨在构建甲亢的知识框架,为后续的章节奠定基础。

第一节 甲状腺的解剖和生理功能

1. 什么是甲状腺？它有哪些生理功能？

甲状腺（thyroid）是人体重要的内分泌器官。正常人甲状腺位于颈前部正中，甲状软骨前下方，紧贴喉下部和气管前外侧，吞咽时甲状腺随喉而上下移动。甲状腺分为左、右两叶，中间由峡部相连，形状近似"H"形，侧叶位于喉与气管的两侧，下极多位于第 5~6 气管软骨环之间，峡部多位于第 2~4 气管软骨环前面。近半数甲状腺的峡部向上伸展，形成舌状突出的锥状叶。正常成人甲状腺重量为 20~30 g，一般右叶略大于左叶，两叶高度为 4~5 cm，宽为 2.0~2.5 cm，面积为 20~25 cm²，两叶内侧较厚，边缘较薄，峡部最薄。甲状腺侧叶的背面有甲状旁腺，内侧毗邻喉、咽、食管。甲状腺由内、外两层被膜包被，两层被膜之间有疏松的结缔组织、甲状旁腺与喉返神经通过。

甲状腺血供非常丰富，主要源于甲状腺上动脉（颈外动脉分支）及甲状腺下动脉（甲状颈干分支——锁骨下动脉分支），偶有甲状腺最下动脉。甲状腺的静脉在腺体形成网状，然后汇合成甲状腺上静脉、中静脉和下静脉。上、中静脉汇入颈内静脉，下静脉一般汇入无名静脉。甲状腺淋巴管网丰富，最终汇入颈部淋巴结。

喉返神经来自迷走神经，行走在气管、食管之间沟内，多在甲状腺下动脉的分支间穿过。喉上神经亦来自迷走神经，分为内支（感觉支）分布在喉黏膜上；外支（运动支）支配环甲肌，使声带紧张。

甲状腺具有从循环血液中摄取无机碘及合成、贮存和分泌甲状腺激素的能力。甲状腺组织是由大小不等的滤泡及滤泡间组织组成，其滤泡腔内充满胶状物质，主要为甲状腺球蛋白（thyroglobulin，TG），滤泡是甲状腺生产甲状腺激素的场所。甲状腺功能与人体各器官系统的活动和外部环境密切相关。甲状腺滤泡旁细胞（又称甲状腺 C 细胞）分泌降钙素（calcitonin，CT）降低血钙和血磷。

2. 甲状腺激素有哪些生理功能? 它们是如何被调节的?

甲状腺激素(thyroid hormone, TH)是酪氨酸的碘化物,包括甲状腺素(thyroxine,又称四碘甲腺原氨酸 $3,5,3',5'$-tetraiodothyronine, T_4)、三碘甲腺原氨酸($3,5,3'$-triiodothyronine, T_3)和逆三碘甲腺原氨酸($3,3',5'$-triiodothyronine, rT_3)。三者分别占总量的 90%、9% 和 1%。T_4 的日分泌量可为 T_3 的 10 倍多,但 T_3 的生物活性最强,T_3 的生物活性为 T_4 的 $3\sim8$ 倍,而且引起生物效应所需的潜伏期短,rT_3 不具有生物活性。血浆中 99% 以上的 T_3 和 T_4 与血浆蛋白发生可逆性结合,主要和甲状腺激素结合球蛋白(TBG)结合,约占血浆总量 0.4% 的 T_3 和 0.04% 的 T_4 为游离,所以甲状腺激素是一组碘甲腺原氨酸的总称,包括总 T_3(total T_3, TT_3)、总 T_4(total T_4, TT_4)、游离 T_3(free T_3, FT_3)和游离 T_4(free T_4, FT_4)。总 T_3、总 T_4 是甲状腺激素和蛋白质结合以后形成,而在血液中真正发挥甲状腺激素作用的是游离 T_3 和游离 T_4。当游离 T_3、游离 T_4 用尽,总 T_3 和总 T_4 脱掉蛋白又变成游离状态,保证机体游离的甲状腺激素水平在一个相对恒定的数值内。

碘(iodine)和甲状腺球蛋白(TG)是 TH 合成的必需原料。甲状腺过氧化物酶(thyroid peroxidase, TPO)是 TH 合成的关键酶。甲状腺滤泡上皮细胞是合成和分泌 TH 的功能单位,并受促甲状腺激素(TSH)的调控。合成 TH 所需的碘 80%~90% 来自食物中的碘化物,主要是碘化钠和碘化钾。TH 的正常合成需要碘的供给量为 $60\sim75$ μg/d,若供给量低于 50 μg/d 将不能保障 TH 的正常合成。碘在人体内的含量为约 0.5 mg/kg,其中大部分存在于甲状腺中。尿碘中位数(MUI)$100\sim200$ μg/L 是最适宜的碘营养状态,MUI<100 μg/L 为碘缺乏,MUI>200 μg/L 为碘超量。碘缺乏和碘超量均可导致甲状腺疾病,胎儿期及出生后 $0\sim2$ 岁碘缺乏会导致胎儿发育不良、流产、早产、死胎等,严重可引起克汀病。成年人长期碘缺乏会引起单纯性甲状腺肿、甲状腺结节等。碘超量可引起甲状腺炎、Graves 病等。甲状腺球蛋白是甲状腺滤泡上皮细胞合成与分泌的糖蛋白。TH 的合成是在 TG 分子上进行的,因此 TG 是 T_4 和 T_3 的前体。TPO 是由甲状腺滤泡上皮细胞合成的一种以血红蛋白为辅基的膜结合蛋白,在滤泡腔面的微绒毛处分布最为丰富。TPO 的活性受 TSH 的调控。因为硫脲类药物和咪唑类药物可通过抑制 TPO 的活性而抑制 TH 的合成,临床上用于治疗甲状腺功能亢进等。

1. 甲状腺激素的合成

TH 合成过程可分为以下步骤:聚碘、碘的活化、酪氨酸的碘化与碘化酪氨酸的缩合。

(1)聚碘　生理情况下,甲状腺滤泡上皮细胞通过钠-碘同向转运体(sodium-iodide symporter, NIS)介导的继发性主动转运过程摄取碘,称为碘捕获。然后在细胞顶端膜的碘转运蛋白帮助下转运入滤泡腔中。

（2）碘的活化　滤泡上皮细胞顶端膜微绒毛与滤泡腔的交界处富含过氧化物酶（TPO），是碘活化的部位。细胞内聚集的无机碘在 TPO 的作用下，被活化为有机碘。

（3）酪氨酸的碘化　TG 分子上酪氨酸残基苯环上的氢在 TPO 催化下被活化硬取代。如果只取代苯环 3 位上的 H^+，则生成一碘酪氨酸（monoiodotyrosine，MIT）；如果取代苯环 3,5 位上的 H^+，则生成二碘酪氨酸（diiodotyrosine，DIT）。

（4）碘化酪氨酸的缩合　缩合（condensation，或耦联 coupling）是在 TPO 催化下同一 TG 分子内的 MIT 和 DIT 分别双双耦联成 T_4、T_3 和极少量 rT_3。当甲状腺碘含量增多时，DIT 增多，T_4 含量也相应增加，缺碘时，MIT 增多，T_3 含量增多。

2. 甲状腺激素的分泌

人体每天产生 80～100 μg 的 T_4（全部由甲状腺产生），20～30 μg 的 T_3（由甲状腺产生的 T_3 只有 20%，其他 80% 的 T_3 是由外周组织的 T_4 转换而来）。TH 合成后一般以胶质的形式储存于甲状腺的滤泡腔内。TH 的分泌受 TSH 的控制。在 TSH 作用下，甲状腺滤泡上皮细胞以吞饮的方式将含 TG 的胶质滴摄入细胞内。胶质滴随即与溶酶体融合形成吞噬体，在溶酶体蛋白酶的作用下，水解 TG 分子上的肽键，释放出游离的 T_4、T_3 以及 MIT 和 DIT 等。进入胞质内的 MIT 和 DIT 在脱碘酶的作用下迅速脱碘，脱下的碘大部分能被重复利用。进入胞质内的 T_4、T_3 由于脱碘酶不敏感，由细胞底部分泌进入循环血液。

3. 甲状腺激素的功能

TH 几乎作用于机体所有组织，从多方面调节新陈代谢与生长发育，是维持机体功能活动的基础性激素。TH 为亲脂性激素，可穿过细胞膜与细胞核膜，与细胞核内的甲状腺激素受体（thyroid hormone receptor，THR）结合。

（1）甲状腺激素增强能量代谢　TH 能使全身绝大多数组织的基础氧消耗量增加，产热量增加。TH 对不同组产热效应有差别，对心脏的效应最为显著，但对脑、性腺、脾等组织影响不明显，与 THR 在这些组织的分布量有关。整体条件下，1 mg T_4 可使机体产热增加 4200 kJ，基础代谢率提高 28%，耗氧量也相应增加。正常人的基础代谢率（basal metabolic rate，BMR）在 ±15% 范围内。甲亢时，BMR 可升高 25%～80%，甲减时，BMR 下降。TH 对许多器官系统的作用常继发于其产热、耗氧效应。

（2）甲状腺激素影响调节物质代谢　TH 广泛影响物质的合成代谢和分解代谢，而且对代谢的影响也十分复杂，常表现为双向作用。糖代谢：TH 具有升高血糖的作用。促进小肠糖吸收、肝糖原分解、肝糖原异生及增强其他激素的生糖作用。同时 TH 可促进脂肪、肌肉等对糖的分解利用。脂类代谢：生理情况下，TH 对脂肪和胆固醇的合成和分解均有调节作用（促清除作用>促合成作用），甲状腺功能亢进时，过量的 TH 促脂肪分解作用更明显。TH 通过提高脂肪细胞 cAMP 和脂肪酶活性，及促进其他激素对脂肪的分解，而促进脂肪分解。TH 通过诱导白色脂肪组织细胞增殖来促进脂肪合成。对胆固醇代谢 TH 一方面促进合成，一方面增加低密度脂蛋白(LDL)的受体利用,而降低胆固醇。蛋白质代谢:TH 对蛋白质的合成和分解也存在双向调节作用。生理情况下,TH 能促进蛋白质的合成,有利于机体的生长发育及维持各种功能活动。但 TH 分泌过多时,则促进蛋白质的分解。因此在甲减时,蛋白质合成减少,组织间黏蛋白沉积,可结合大量阳离子和水分子,引起黏液性水肿。

(3)甲状腺激素促进生长发育　TH 是胎儿和新生儿脑发育的关键激素。在胚胎期,TH 能促进神经元的增殖和分化以及突触的形成,促进胶质细胞的生长和髓鞘的形成,诱导神经生长因子和某些酶的合成,促进神经元骨架的发育等。TH 能与 GH 协同调控幼年期的生长发育。TH 可刺激骨化中心发育成熟,加速软骨骨化,促进长骨和牙齿生长。TH 能提高组织细胞对 IGF-1 的反应性,也将有利于生长发育。胚胎期及幼儿期如果缺乏 TH,可导致不可逆的神经系统发育障碍,以及骨酪的生长发育与成熟延迟或停滞,出现明显的智力发育迟缓,身材短小,牙齿发育不全等症状,称为克汀病(cretinism,或称呆小症)。人类胎儿生长发育 12 周之前甲状腺不具有合成 TH 的能力,这一阶段所需要的 TH 由母体提供。

(4)甲状腺激素对器官系统功能的影响　TH 是维持机体基础性活动的激素,对各器官系统功能几乎都有不同程度的影响。①对神经系统的影响:TH 对已分化成熟的成年人神经系统的活动也有作用,主要表现为兴奋作用。TH 能增加神经细胞膜上 β 肾上腺素能受体的数量和亲和力,提高神经细胞对儿茶酚胺的敏感性。TH 对外周神经系统的活动以及学习和记忆的过程也有影响。②对心脏的影响:TH 对心脏的活动有显著的影响,可使心率增快,心肌收缩力增强。心输出量和心肌耗氧量增加。TH 可直接促进心肌细胞肌质网释放 Ca^{2+},激活相关蛋白质,增强心肌收缩能力,同时可增加心肌细胞膜上 β 肾上腺素能受体的数量和亲和力,提高心肌对儿茶酚胺的敏感性。③对消化系统的影响:TH 可促进消化道的运动和消化腺的分泌。④对呼吸系统的影响:TH 有增加呼吸频率和深度以及促进肺泡表面活性物质生成的作用。⑤对泌尿系统的影响:TH 有增加肾小球滤过率促进水排出的作用。⑥对生殖系统的影响:TH 可维持正常性欲和性腺功能。

4. 甲状腺功能的调节

甲状腺功能直接受腺垂体分泌的 TSH 调控,并形成下丘脑-腺垂体-甲状腺轴(hypothalamus-pituitary-thyroid axis)调节系统,维持血液中 TH 水平的相对稳定和甲状腺的正常功能。在下丘脑-腺垂体-甲状腺轴调节系统中,下丘脑释放的 TRH 通过垂体门脉系统刺激腺垂体的促甲状腺细胞分泌 TSH,TSH 刺激甲状腺腺体的增生以及 TH 的合成与分泌。而当血液中游离的 TH 达到一定水平时,又通过负反馈机制抑制 TSH 和 TRH 的分泌。

(1)下丘脑对腺垂体的调节　下丘脑室旁核以及视前区肽能神经元合成的 TRH 通过垂体门脉系统运至腺垂体,促进腺垂体 TSH 细胞的活动和 TSH 的合成与释放。TRH 作用于腺垂体 TSH 细胞,通过 TRH 受体引起 TSH 爆发性释放,同时促进 TSH 的合成,使 TSH 能持久释放。此外,TRH 还促进 TSH 的糖基化,保证 TSH 完整的生物活性。下丘脑分泌的生长抑素,可抑制 TSH 的分泌。下丘脑广泛的上行和下行神经通路联系,使 TRH 神经元能够接受神经系统其他部位传来的信息,将环境刺激与 TRH 神经元的活动联系起来,并与腺垂体建立神经-体液调节联系。某些细胞因子,如白细胞介(如 IL-1、IL-6)、肿瘤坏死因子等可促进去甲肾上腺素释放,间接兴奋 TRH 神经元;而生长激素、生长抑素、多巴胺、5-羟色胺、阿片肽等,则具有抑制 TRH 神经元的作用。

(2)TSH 对甲状腺的调节 TSH 是直接调节甲状腺形态和功能的关键激素。TSH 是腺垂体 TSH 细胞合成的糖蛋白激素。在 TRH 的影响下,也呈脉冲样分泌,同时具有日周期变化,在睡眠后开始升高,午夜达高峰,日间降低。TSH 经甲状腺滤泡细胞上的促甲状腺激素受体(thyroid-stimulating hormone receptor,TSHR)发挥作用,包括促进 TH 的合成与分泌以及维持甲状腺滤泡细胞的生长发育。TSH 通过促进 NIS 基因、TG 基因、TPO 基因的表达促进 TH 合成,通过促进吞饮和水解酶活性来促进 TH 分泌。TSH 可促进甲状腺滤泡上皮细胞的增殖,使腺体增大,还能使血管分布改变,供血量增加,还可保护滤泡细胞,使之不易凋亡。TSH 的分泌主要受下丘脑分泌的 TRH 的刺激作用以及外周血中 TH 水平对 TSH 的反馈抑制作用的双重调控。正常情况下,以 TH 的反馈抑制效应占优势。TSH 的分泌还受到其他一些激素的调节。例如:雌激素可增强 TSH 细胞对 TRH 的敏感性。生长激素和糖皮质激素则可抑制 TSH 细胞对 TRH 的敏感性。

(3)甲状腺激素的反馈调节 TH 的反馈调节包括 TH 对腺垂体 TSH 的反馈调节以及对下丘脑 TRH 的反馈调节。血中 TH 浓度升高时负反馈作用于腺垂体 TSH 细胞,一方面下调 TSH 细胞上 TRH 受体数量,另一方面抑制 TSH 合成分泌相关基因转录。由于 TSH 细胞中 TH 受体对 T_3 亲和力高,T_3 对腺垂体 TSH 合成与分泌的反馈抑制作用较强。血中 TH 浓度升高时也可以直接抑制下丘脑 TRH 前体原基因的转录,进而抑制 TRH 合成。当血中 TH 浓度升高时,可以负反馈的抑制腺垂体 TSH 的合成与分泌,从而降低甲状腺合成与分泌 TH,保持血中 TH 浓度的相对稳定。相反,当血中 TH 浓度长期降低时,会对腺垂体的负反馈抑制一同减弱。

(4)甲状腺功能的自身调节 甲状腺具有能根据血碘的水平,通过自身调节来改变碘的摄取与 TH 合成的能力。意义在于随时缓冲 TH 合成和分泌量的波动。血碘开始升高时(1 mmol/L),可诱导碘的活化和 TH 合成;但当血碘升高到一定水平(10 mmol/L)后,反而抑制碘活化过程,使 TH 合成减少。这种过量碘抑制 TH 合成的效应称为碘阻滞效应(Wolff-Chaikoff effect)。过量碘对甲状腺的抑制效应不能长久持续,TH 的合成再次增加,发生碘阻滞的脱逸现象。当血碘水平降低时,甲状腺碘捕获机制和利用率增强,即使缺乏 TSH,TH 合成也会增多。在血碘充足时,甲状腺产生的 T_4 与 T_3 的比例为 20:1。但当缺碘时,可因 DIT/MIT 之比降低,使 T_3 比例升高。

(5)甲状腺功能的神经调节 甲状腺功能受交感和副交感神经纤维的双重支配。甲状腺内分布有交感神经和副交感神经纤维末梢,而且滤泡膜上也含有 α 和 β 肾上腺素能受体和 M 胆碱能受体,电刺激交感神经和副交感神经可分别促进和抑制 TH 的分泌。神经调节和下丘脑-腺垂体-甲状腺轴调节相互协调。下丘脑-腺垂体-甲状腺轴的主要作用是维持各级激素效应的稳态,交感神经-甲状腺轴调节作用的意义则是在内、外环境发生急剧变化的能够确保应急情况下对高水平 TH 的需要;副交感神经-甲状腺轴可能在 TH 分泌过多时进行抗衡性调节。

(6)甲状腺功能的免疫调节　甲状腺功能受免疫系统的调节。甲状腺滤泡细胞膜上存在许多免疫活性物质和细胞因子的受体,因而许多免疫活性物质可影响甲状腺的功能。许多甲状腺自身免疫性抗体的产生与一些自身免疫性甲状腺疾病(autoimmune thyroid diseases,AITD)的发生密切相关。甲状腺自身抗体主要有甲状腺球蛋白抗体(TGAb)、抗甲状腺过氧化物酶抗体(TPOAb)和促甲状腺激素受体抗体(TRAb)等。TRAb 有刺激抗体(TSAb)和刺激阻断抗体(TSBAb) 。

除上述调节途径外,降钙素和降钙素基因相关肽,某些生长因子(如 IFG-1)以及前列腺素等,也都可以影响甲状腺细胞的生长以及激素的合成和分泌。

第二节 甲亢的病因分类

3. 什么是甲状腺毒症?

甲状腺毒症(thyrotoxicosis)是指血液循环中甲状腺激素(thyroid hormone, TH)过多,引起以神经、循环、消化等全身多系统兴奋性增高和代谢亢进为主要表现的一组临床综合征。任何原因引起的血液循环中 TH 过量所致的临床状态称为甲状腺毒症。TH 过量既可以来源于甲状腺病变,又可以由非甲状腺疾病甚至含 TH 的药物或食物引起。根据甲状腺本身功能状态,甲状腺毒症可分为甲状腺功能亢进类型和非甲状腺功能亢进类型。非甲状腺功能亢进型甲状腺毒症主要包括各类甲状腺炎导致甲状腺滤泡被破坏,储存的激素过多地释放入血而引起的破坏性甲状腺毒症(如亚急性甲状腺炎、无症状性甲状腺炎、桥本甲状腺炎、产后甲状腺炎)、药物性(外源性)甲状腺毒症、异位甲状腺肿合成或释放甲状腺素(如卵巢甲状腺肿)等(图1-2-1)。

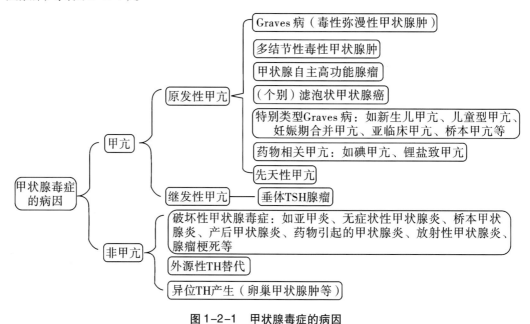

图 1-2-1 甲状腺毒症的病因

病例1：

患者邱某某,门诊号2021×××,女,30岁,以"多食、心悸3个月余、加重1 d"为主诉就诊。3个月前无明显诱因出现多食、心悸,伴乏力、怕热、腹泻,无恶心、呕吐,无咳嗽、咳痰,无腹痛等症状,未诊治。1 d前自觉症状加重,遂于我院门诊就诊,查体:心率104次/min,甲状腺Ⅰ度肿大、弥漫性、质地中等、无压痛,上、下极可触及震颤,闻及血管杂音;甲功三项(表1-2-1)示FT_3、FT_4明显增高、TSH明显降低,考虑甲状腺毒症。

表1-2-1　甲功三项

项目	项目中文名称	检验结果	异常标志	参考范围	单位
FT_3	游离三碘甲腺原氨酸	>50.0	H↑	成人3.1~6.8	pmol/L
FT_4	游离甲状腺素	>100	H↑	成人12~22	pmol/L
TSH	促甲状腺激素	<0.005	L↓	成人0.270~4.200	μIU/mL

甲状腺激素(thyroid hormone)是维持正常人体代谢的兴奋性激素,任何原因使甲状腺激素合成和(或)分泌增多,均可使机体产生高代谢症候群,患者可出现心慌、乏力、怕热、多汗、体重下降、食欲亢进等症状;反之,甲状腺激素合成分泌减少产生的是低代谢症候群,患者出现记忆力减退、嗜睡、体重增加(水肿)等症状。甲状腺激素过高、过低均属于病理状态,应该给予正规治疗。此病例考虑甲状腺毒症,应进一步完善相关检查,明确甲亢病因。

4. 什么是甲亢?

甲亢是指甲状腺腺体本身产生和分泌甲状腺激素(thyroid hormone,TH)过多而引起的甲状腺毒症。是甲状腺功能过高引起的一组临床综合征,是以神经、循环、消化等系统兴奋性增高和代谢亢进为主要表现的一组疾病的总称。

临床中由于长期习惯的原因,导致"甲亢""甲状腺毒症""桥本甲亢""桥本假性甲亢"等概念等同称呼或相互混淆,造成人们产生一些误区。"甲亢"并不等同于"甲状腺毒症"。甲状腺毒症包括了甲亢,而甲亢只是甲状腺毒症中的一种类型。非甲状腺功能亢进类型的甲状腺毒症,比如破坏性甲状腺毒症和服用外源性甲状腺激素的甲状腺功能并不亢进。临床发现甲功检查单中的甲状腺素和三碘甲腺原氨酸高、促甲状腺激素低或出现食欲亢进、心悸、手抖、大脖子等症状都不一定是甲亢,需要进一步的临床评估。目的是鉴别是否为甲亢,以及是哪一种类型的甲亢,才能有针对性治疗。

完整的内分泌疾病的诊断应包括功能诊断、病理诊断(包括病变的性质和病变的部位)和病因诊断3个方面。甲亢是一大类疾病的统称,不是一种单一的疾病,而是一组临床综合征,许多疾病都可以引起甲亢。其分类困难,引起甲亢的病因复杂,机制也各不相同。其中最常见的病因是毒性弥漫性甲状腺肿(Graves disease),约占所有甲亢患者的85%,国际通称为"Graves病",此病在1825年Parry首次报道,1835年和1840年Graves和Basedow先后发表详细报道,因此,此病还被称为"Parry病"或"Basedow病"。其次为多结节性毒性甲状腺肿和甲状腺自主高功能腺瘤(亦称普卢默甲亢,Plummer hyperthyroidism)。

5. 甲亢如何分类?

甲亢分类困难,目前没有明确的分类。临床上最常见的是根据病变的部位将甲亢分为原发性甲亢和继发性甲亢,或者是根据患者的甲状腺功能亢进的程度分为临床甲亢和亚临床甲亢(图1-2-2)。

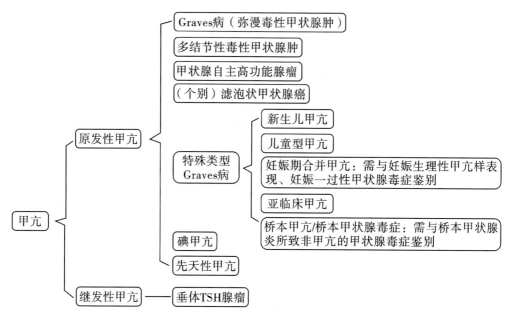

图1-2-2 甲亢的分类(部位、病因、程度)

原发性甲亢指病变部位在甲状腺所致的甲亢。由于甲状腺合成甲状腺激素增多,反馈抑制垂体分泌促甲状腺激素(TSH),所以血中 TSH 水平降低。Graves 病、多结节性毒性甲状腺肿、甲状腺自主性高功能腺瘤所致的甲亢都属于原发性甲亢。继发性甲亢较少见,指由于垂体分泌 TSH 增多,进而刺激甲状腺产生过多甲状腺激素所致的甲亢。见于垂体 TSH 腺瘤。

临床甲亢指 TSH 水平低于正常范围,而 T_3 和 T_4 水平升高,往往表现出典型的甲亢症状。亚临床甲亢指血清 TSH 水平低于正常范围或不可测出,但 T_3 和 T_4 水平在正常范围,无或伴有轻微的甲亢症状。Graves 病在出现临床表现前可能存在一段时间的亚临床期。亚临床甲亢可能是 Graves 病早期、Graves 病经过手术或放射碘治疗后、高功能腺瘤、多结节性毒性甲状腺肿恢复期的暂时性临床现象。但是,也可能持续存在,并成为甲亢(包括 Graves 病)的一种特殊临床类型,少数可进展为临床型甲亢。排除下丘脑-垂体疾病、非甲状腺性躯体疾病等所致的 TSH 降低后可诊断为本症。

1. 原发性甲亢

原发性甲亢有以下几种。

(1)毒性弥漫性甲状腺肿　又称 Graves 病,是甲亢最常见的病因,约占所有甲亢患者的 85%。典型病例除有甲状腺肿大和高代谢症候群外,尚伴有不同程度的眼病,少数(5%)患者还可以有皮肤病变或肌病。从病理上看,Graves 病具有自身免疫性甲状腺炎的某些特征,个别慢性淋巴细胞性甲状腺炎可演变为 Graves 病,反之亦然;因而有人将 Graves 病归为自身免疫性甲状腺炎,即 3 型自身免疫甲状腺炎。但是更普遍的观点认为,Graves 病是一种伴 TH 分泌增多的特殊自身免疫性甲状腺病(AITD)。该类患者体内产生的特异性抗体——促甲状腺激素受体抗体(TRAb),导致甲状腺细胞增生,产生过量甲状腺激素从而导致甲亢。

(2)多结节性毒性甲状腺肿　又称为毒性多结节性甲状腺肿,这类情况是因为在生产甲状腺激素方面"失控",过度分泌甲状腺激素,从而引起甲亢,目前尚不能通过病理学特征把非毒性甲状腺肿和毒性结节性甲状腺肿区别开,也不清楚是否有某些因素使非毒性甲状腺肿发展成甲亢。

(3)甲状腺自主高功能腺瘤(普卢默甲亢)　约5%的甲亢由该疾病引起,大部分是因为甲状腺细胞发生基因突变而形成结节或腺瘤,并能够自主合成甲状腺激素,并非 TSH 受体抗体刺激引起,结节周围的甲状腺组织因 TSH 受抑制而呈萎缩改变。当这种"自主性"合成的甲状腺激素量过量,就会引发甲亢。一般多见于 30~40 岁的人群。此外,一些结节性甲状腺肿具有多发的自主分泌甲状腺功能的结节,称为多发性毒性甲状腺结节,其多个结节中有一个"热结节",其病因与毒性腺瘤类似。

(4)滤泡状甲状腺癌　一般情况下,滤泡状甲状腺癌有浓聚碘的能力,但很少能使之转变为有活性的 TH,因此出现甲亢的病例极少。极个别的甲状腺癌组织可分泌大量 TH,或转移到甲状腺以外的癌组织分泌大量 TH 而引起甲亢症状。若患者患甲状腺癌前已有 Graves 病则不属于甲状腺癌引起的甲亢范畴。

（5）特殊类型 Graves 病

1）新生儿甲亢：有 2 种类型，第一型较为常见，主要由于母亲妊娠期患 Graves 病，母体的 TRAb 通过胎盘进入胎儿体内，导致胎儿/新生儿甲亢。第二型较少见，为 TSH 受体基因突变所致。新生儿甲亢的诊断与成人不同，应主要根据血 T_3、T_4 和 TSH 值判断，新生儿和婴儿期的血 T_3、T_4、TSH 应参考特异性参考值。如可能，应做 TSH 受体基因分析。

2）儿童型甲亢：儿童型甲亢的发病高峰在 10～15 岁，女性发病率高于男性。起病较缓慢，常以记忆力差、学习成绩下降为首发症状，但往往在双眼突出或甲状腺肿大时才被家长发现。发育障碍和骨密度降低是儿童甲亢的主要危害。

3）妊娠期合并甲亢：可见于 Graves 病或其他类型的甲亢。如患者体重不随妊娠月份而相应增加，或四肢近端肌肉消瘦，或休息时心率在 100 次/min 以上应怀疑甲亢。如血 FT_3、FT_4 升高，TSH<0.5 mIU/L 可诊断为甲状腺毒症。如同时伴有眼征、弥漫性甲状腺肿、甲状腺区震颤或血管杂音，血 TSAb 阳性，在排除其他原因所致甲状腺毒症后，可考虑诊断为 Graves 病。本病与妊娠相互影响，对妊娠的不利影响为早产、流产、妊娠期高血压疾病及死胎等；而妊娠可加重甲亢患者的心血管负担。

妊娠时，肾脏对碘的清除率增加，碘的需求量增加；胎儿需要的 TH 与碘增加；血清 TBG 升高，引起 TT_3、TT_4 升高；高浓度的 HCG 具有刺激甲状腺的作用；甲状腺自身免疫稳定功能在产后失代偿而导致产后甲状腺炎。所以生理情况下，妊娠也会对甲状腺产生影响。这就需要我们注意，妊娠合并甲亢要与妊娠期生理性甲亢样表现和妊娠一过性甲状腺毒症相鉴别。

由于妊娠生理变化以及妊娠期甲状腺功能的特征，妊娠期出现的生理性甲亢样表现仅属于甲状腺功能的生理性代偿，不能诊断为"甲亢"。

妊娠一过性甲状腺毒症，也被称为 HCG 相关性甲亢，不属于 Graves 病范畴。其甲状腺毒症的症状较轻，血 FT_3、FT_4 升高，TSH 降低或不可测出，TSAb 和其他甲状腺自身抗体阴性，但血 HCG 显著升高。妊娠一过性甲状腺毒症往往随着血 HCG 浓度的变化而消长，属于一过性，其特点是在妊娠的第 1 个三月后、终止妊娠或分娩后消失。HCG 和 TSH 有着相同的 α 亚单位、相似的 β 亚单位和受体，HCG 对甲状腺细胞的 TSH 受体有轻度的刺激作用。部分女性怀孕后，胎盘大量生成 HCG，可促使甲状腺过度生产甲状腺激素。也有人称之为妊娠剧吐性甲状腺毒症。如果甲状腺毒症持续存在，需要考虑妊娠合并甲亢。此外，睾丸癌和葡萄胎等滋养层细胞疾病，也可产生大量的 HCG，导致甲状腺激素合成增多。

4）桥本甲亢/桥本甲状腺毒症（Hashitoxicosis）：《内科学》将桥本甲状腺毒症归入甲状腺功能亢进引起的甲状腺毒症范畴。桥本甲亢/桥本甲状腺毒症可能是桥本甲状腺炎（HT）中的一种特殊类型,也可能是 Graves 病的一种特殊转归,因为患者表现为 HT 伴甲状腺毒症或 HT 与 Graves 病共存,或两者相互演变,甲状腺同时有 HT 和 Graves 病 2 种组织学改变。甲状腺毒症的原因可能与自身免疫性甲状腺炎使甲状腺破坏,甲状腺激素的释放增多有关,也可因存在 TSAb,刺激尚未受到自身免疫性炎症破坏的腺体组织,使 TH 增加。其最终的甲状腺功能是减退的。

值得注意的是桥本甲亢/桥本甲状腺毒症需要与桥本甲状腺炎(非甲状腺功能亢进)引起的甲状腺毒症鉴别。后者习惯称为"桥本假性甲亢或桥本一过性甲亢",可能因炎症破坏了正常的甲状腺滤泡上皮,使原储存的甲状腺激素漏入血液循环。甲状腺毒症为其部分的临床表现,但甲状腺活检无 Graves 病表现。

(6)碘甲亢　是与碘摄取量增加有关的甲亢。由于短期内碘摄入过量(如服用碘补充剂或含碘药物)、长期暴露于缺碘环境的人群补碘而诱发的甲状腺功能亢进,多发生于结节性甲状腺肿的患者。

(7)先天性甲亢　血 TGAb、TSAb 和 TPOAb 阴性,一般甲状腺不肿大。多数患者表现为高功能甲状腺结节,散在性或家族性非自身免疫性甲亢为罕见病因。主要因为促甲状腺激素受体(TSHR)发生胚系突变,突变后的 TSHR 活性升高,促进甲状腺细胞增生和甲状腺激素合成,从而引起甲亢。有的症状严重,有的无症状。因此,应注意在家族性 Graves 病患者中开展 TSHR 基因的突变分析,排除 TSHR 基因活化性突变可能。

2.继发性甲亢

继发性甲亢见于垂体 TSH 腺瘤,是指某些垂体的良性肿瘤能够分泌大量的 TSH,导致甲状腺肿大和甲状腺激素过量,从而引起甲亢。

第三节　导致甲亢的病因及诱因

6. 甲亢的病因有哪些?

　　甲亢的流行病学研究表明,碘营养是甲状腺疾病风险的关键决定因素。据研究报道,碘营养状况在 TSH 水平中起着重要作用,碘过量和碘缺乏均与甲亢患病率增加有关。TSH 中值可被视为监测碘过量或缺碘地区成人碘营养状况的替代指标。据报道,碘缺乏地区的轻度甲亢发病率高于碘充足地区,并在实施全民食盐加碘计划后有所下降。1995 年中国开始普及全民食盐加碘(USI)计划。之后,根据中国碘缺乏病监测报告,政府三次调整碘盐的碘浓度,以将碘营养维持在适当水平,甲亢患病率从 1.68% 下降到 0.89%。根据中国大陆甲状腺疾病、碘营养和疾病流行病学研究的结果,目前我国成人临床甲亢、Graves 病、亚临床甲亢的患病率分别为 0.78%、0.53% 和 0.44%,中国大陆的临床甲亢和 Graves 病的患病率保持稳定。青少年甲状腺毒症的发病率可能呈上升趋势。女性终生患病率为 3%,男性为 0.5%。

　　根据 2016 年版美国甲状腺协会(American Thyroid Association, ATA)指南,甲亢病因学包括以下几个方面:①甲状腺受到营养因子的过度刺激引起;②甲状腺激素合成和分泌的结构性激活导致过量甲状腺激素的自主释放;③由于自身免疫、药物等因素导致。不同的甲亢有不同的病因,甲亢的具体发病机制和病因详见表 1-3-1。

表 1-3-1　甲亢的发病机制和病因

甲状腺刺激物增加的影响	
TSH 受体抗体	Graves 病
TSH 分泌不当	分泌 TSH 的垂体腺瘤;垂体性抵抗(PRTH)
HCG 分泌过多	滋养细胞肿瘤(绒毛膜癌或葡萄胎);妊娠剧吐
甲状腺自主功能	
TSH 受体或 G 蛋白 α 亚基突变激活	孤立性功能亢进腺瘤;多结节性甲状腺肿;家族性非自身免疫性甲亢

续表 1-3-1

	接触过量的碘
Jod-Basedow 效应	碘诱发的甲亢（碘、含碘药物、含碘造影剂）
	药物相关甲亢
药物毒性作用	白细胞介素-2、锂、干扰素 α 可以引发 Graves 病；胺碘酮诱导的 1 型甲亢

（1）自身免疫性甲状腺疾病

1）Graves 病：甲亢最常见的病因是 Graves 病。Graves 病的病因被认为是多因素的，遗传易感性占 Graves 病风险的 79%，Graves 病起因于免疫耐受的丧失和自身抗体的发展，这些抗体通过结合 TSH 受体刺激甲状腺滤泡细胞，增加甲状腺激素的产生和释放。与 Graves 病有关的基因包括免疫调节基因（HLA 区、CD40、CTLA4、PTPN22 和 FCRL3）和甲状腺自身抗原，如甲状腺球蛋白和 TSH 受体基因。Graves 病的非遗传危险因素包括心理压力、吸烟以及女性。鉴于女性 Graves 病的患病率较高，怀疑性激素和染色体因素，如 X 染色体的扭曲失活是诱因。其他因素，如感染（尤其是小肠结肠炎耶尔森菌，由于 TSH 受体的分子模拟机制）、维生素 D 和硒缺乏、碘过量、甲状腺损伤和免疫调节药物也被怀疑为 Graves 病的诱因。

2）桥本甲亢：甲亢的第二常见原因是自身免疫性甲状腺炎（AIT），但其发病机制是由于腺体破坏并过度释放预先储存的甲状腺激素所致。Graves 病和 AIT 的主要病因都是自身免疫性的，甲状腺过氧化物酶抗体（TPOAb）和甲状腺球蛋白抗体（TGAb）在 Graves 病患者中的出现也表明甲状腺内存在共存的细胞毒性过程，以及这种形式的甲亢发病机制的复杂性。换句话说，没有"纯/孤立" Graves 病，它总是以自身免疫性甲亢的混合形式存在，涉及不同的机制。也有可能从 Graves 病"转换"为 AIT。Graves 病和 AIT 这 2 种疾病都可以从一种疾病切换到另一种疾病，因此这 2 种疾病似乎实际上是潜在同一疾病的两面：一种混合性自身免疫性甲状腺疾病，涉及腺体的淋巴细胞甲状腺浸润和血清自身抗体。自身免疫性甲亢的根本原因是遗传易感性，如其触发因素，如感染、药物和环境因素，这些因素是启动疾病所必需的。Kus 等证明，HCP5 多态性与 Graves 病发病年龄提前呈剂量依赖性相关。

（2）结节性甲状腺疾病

甲亢的其他常见原因是毒性多结节性甲状腺肿和单发毒性腺瘤。虽然在碘充足的地区，大约 80% 的甲亢患者为 Graves 病，但在碘缺乏地区，毒性多结节性甲状腺肿和毒性腺瘤占所有甲亢病例的 50%，并且在老年人中更为常见。甲状腺结节可以自主产生甲状腺激素，而不依赖于来自 TSH 或 TSH 受体抗体的信号。在毒性腺瘤中，调节甲状腺生长和激素合成的基因激活突变可导致自主激素产生。编码 TSH 受体基因的种系突变可导致非自身免疫性甲亢,并伴有甲状腺弥漫性肿大。自主激素产生可能从亚临床甲亢发展为临床甲亢,而此类患者服用药理学剂量的碘可能会导致碘诱导甲亢。

（3）甲亢的少见原因

1）碘诱导和胺碘酮诱导的甲亢:这种碘暴露会导致甲状腺激素的过量合成和释放。

①碘诱导的甲亢:碘诱导的甲亢（Jod Basedow 现象）在临床中并不常见,通常是自限性的,但偶尔会持续数月,并可能危及生命。最易受影响的个体是患有自主结节性甲状腺肿的老年患者,不太常见的是患有隐匿性 Graves 病的患者,或既往有 Graves 病病史且在一个 ATDs 疗程后病情缓解的患者。在以前甲状腺正常的患者中,碘过量很少会引发甲亢。慢性碘缺乏症会增加甲状腺自主功能性结节的患病率,因此,在这种情况下,碘的补充与碘诱导的甲亢相关。

②胺碘酮诱导的甲亢:胺碘酮是治疗难治性心房或心室颤动的常用药物。由于其碘含量高（分子量的 37.5%）且结构与甲状腺素相似,长期使用时导致甲状腺功能异常很常见。胺碘酮治疗的患者中有 5% ~ 10% 发生无痛性破坏性甲状腺炎（通常不是淋巴细胞性的）。胺碘酮诱导的甲状腺毒症,主要分为 2 种类型。胺碘酮诱导的 I 型甲状腺毒症通常发生在患有基础甲状腺功能障碍或潜在 Graves 病的患者暴露于胺碘酮的高碘含量时,是甲状腺激素过度合成和过度释放的结果。I 型的治疗与正常甲亢的治疗相似。胺碘酮诱导的 II 型甲状腺毒症是由胺碘酮对甲状腺细胞的直接毒性作用引起的破坏性甲状腺炎。这种形式通常是自限性的,在必要时可以继续使用胺碘酮。碘摄入量低的地区诱导的 I 型患病率较高。碘摄入量高的地区诱导的 II 型患病率较高。I 型往往发生在自主结节性甲状腺肿的患者中,而 II 型则是胺碘酮直接损伤或诱导甲状腺细胞凋亡的结果。

2）药物相关甲亢:接受干扰素-α（IFN-α）、白细胞介素-2（IL-2）和锂治疗的患者发生甲亢的风险增加,尤其是那些已有甲状腺自身免疫性疾病的患者,这些药物导致的甲亢可由 Graves 病引起。应每隔 6 个月进行 1 次临床和生化监测,以了解甲状腺功能异常的发展。

3）妊娠甲亢:妊娠甲亢的常见原因是 Graves 病。丹麦基于人群的队列研究结果表明妊娠期间甲亢的风险较大。妊娠期合并 Graves 病与妊娠一过性甲状腺毒症不同,后者是一种良性和短暂性疾病,可能是由于高浓度的人绒毛膜促性腺激素或一种变异的人绒毛膜促性腺激素诱发。

4）其他:促甲状腺激素诱导的甲亢和滋养层肿瘤,其中 TSH 受体分别受到过量 TSH 和人绒毛膜促性腺激素的刺激。此外,据报道过量使用高剂量糖皮质激素也可以引起亚临床甲亢。

7. 甲状腺功能亢进症有哪些诱发因素?

(1)家族或遗传因素

有报道称,1/5～1/4 的甲亢患者中其近亲也患过此病,或许相同的生活环境和遗传背景与其家族性有关。

(2)环境因素

感染、应激及刺激等均可能为本病的诱发因素。尤以精神因素为重要,强烈的精神刺激以及长期生活、工作压力大等常可诱发甲亢的发病。精神应激可能使患者血中肾上腺皮质激素(adrenal cortical hormone,ACH)升高,进而改变刺激性 T 淋巴细胞(Ts)或辅助 T 淋巴细胞(Th)的功能,引起异常免疫反应从而引发甲亢。

(3)其他

自身免疫疾病可诱发甲亢。

参考文献

[1]TAYLOR P N,ALBRECHT D,SCHOLZ A,et al. Global epidemiology of hyperthyroidism and hypothyroidism[J]. Nat Rev Endocrinol,2018,14(5):301-316.

[2]DU Y,GAO Y,MENG F,et al. Iodine deficiency and excess coexist in China and induce thyroid dysfunction and disease:a cross-sectional study[J]. PLoS One,2014,9(11):e111937.

[3]VEJBJERG P,KNUDSEN N,PERRILD H,et al. Lower prevalence of mild hyperthyroidism related to a higher Iodine intake in the population:prospective study of a mandatory iodization programme[J]. Clin Endocrinol(Oxf),2009,71(3):440-445.

[4]TENG W,SHAN Z,TENG X,et al. Effect of Iodine intake on thyroid diseases in China[J]. N Engl J Med,2006,354(26):2783-2793.

[5]SHAN Z Y,CHEN L L,LIAN X L,et al. Iodine status and prevalence of thyroid disorders after introduction of mandatory universal salt iodization for 16 years in China:a cross-sectional study in 10 cities[J]. Thyroid,2016,26(8):1125-1130.

[6]WANG X,TENG X,LI C,et al. A Chinese survey on clinical practice in hyperthyroidism management:comparison with recent studies and guidelines[J]. Endocr Connect,2021,10(9):1091-1100.

[7] XIA Q, QIAN W, CHEN L, et al. Comprehensive metabolomics study in children with graves' disease[J]. Front Endocrinol (Lausanne),2021,12:752496.

[8] BURCH H B,COOPER D S. Management of graves disease:a review[J]. JAMA,2015,314 (23):2544-2554.

[9] ROSS D S,BURCH H B,COOPER D S,et al. 2016 American thyroid association guidelines for diagnosis and management of hyperthyroidism and other causes of thyrotoxicosis[J]. Thyroid,2016,26(10):1343-1421.

[10] DE LEO S D, LEE S Y, BRAVERMAN L E. Hyperthyroidism[J]. Lancet, 2016, 388 (10047):906-918.

[11] ANTONELLI A,FERRARI S M,RAGUSA F,et al. Graves' disease:epidemiology,genetic and environmental risk factors and viruses[J]. Best Pract Res Clin Endocrinol Metab, 2020,34(1):101387.

[12] MARINÒ M,LATROFA F,MENCONI F,et al. Role of genetic and non-genetic factors in the etiology of Graves' disease[J]. J Endocrinol Invest,2015,38(3):283-294.

[13] WINSA B, ADAMI H O, BERGSTRÖM R, et al. Stressful Life events and Graves' disease[J]. Lancet,1991,338(8781):1475-1479.

[14] WM W. Smoking and thyroid[J]. Clin Endocrinol (Oxf),2013,79(2):145-151.

[15] MENCONI F, MARCOCCI C, MARINÒ M. Diagnosis and classification of Graves' disease[J]. Autoimmun Rev,2014,13(4/5):398-402.

[16] DONALD S M,COOPER D S. The incidence and prevalence of thyroid autoimmunity[J]. Endocrine,2012,42(2):252-265.

[17] BRIX T H, HEGEDÜS L. Twin studies as a model for exploring the aetiology of autoimmune thyroid disease[J]. Clin Endocrinol (Oxf),2012,76(4):457-464.

[18] NIEDZIELA M. Hyperthyroidism in adolescents [J]. Endocr Connect, 2021, 10 (11): R279-R292.

[19] KUŚ A, RADZISZEWSKI M, GLINA A, et al. Paediatric-onset and adult-onset Graves' disease share multiple genetic risk factors[J]. Clin Endocrinol (Oxf),2019,90 (2):320-327.

[20] LAURBERG P, CERQUEIRA C, OVESEN L, et al. Iodine intake as a determinant of thyroid disorders in populations[J]. Best Pract Res Clin Endocrinol Metab,2010,24(1): 13-27.

[21] KROHN K,PASCHKE R. Clinical review 133:Progress in understanding the etiology of thyroid autonomy[J]. J Clin Endocrinol Metab,2001,86(7):3336-3345.

[22] PASCHKE R, LUDGATE M. The thyrotropin receptor in thyroid diseases [J]. N Engl J Med, 1997, 337(23):1675-1681.

[23] GOZU H I, LUBLINGHOFF J, BIRCAN R, et al. Genetics and phenomics of inherited and sporadic non-autoimmune hyperthyroidism [J]. Mol Cell Endocrinol, 2010, 322(1/2): 125-134.

[24] MARTIN F I, DEAM D R. Hyperthyroidism in elderly hospitalised patients. Clinical features and treatment outcomes [J]. Med J Aust, 1996, 164(4):200-203.

[25] BÜRGI H. Iodine excess [J]. Best Pract Res Clin Endocrinol Metab, 2010, 24(1):107-115.

[26] LEE S Y, RHEE C M, LEUNG A M, et al. A review: radiographic iodinated contrast media-induced thyroid dysfunction [J]. J Clin Endocrinol Metab, 2015, 100(2):376-383.

[27] ROTI E, GARDINI E, MINELLI R, et al. Effects of chronic Iodine administration on thyroid status in euthyroid subjects previously treated with antithyroid drugs for Graves' hyperthyroidism [J]. J Clin Endocrinol Metab, 1993, 76(4):928-932.

[28] SKARE S, FREY H M. Iodine induced thyrotoxicosis in apparently normal thyroid glands [J]. Acta Endocrinol (Copenh), 1980, 94(3):332-336.

[29] LAURBERG P, CERQUEIRA C, OVESEN L, et al. Iodine intake as a determinant of thyroid disorders in populations [J]. Best Pract Res Clin Endocrinol Metab, 2010, 24(1): 13-27.

[30] COHEN-LEHMAN J, DAHL P, DANZI S, et al. Effects of amiodarone therapy on thyroid function [J]. Nat Rev Endocrinol, 2010, 6(1):34-41.

[31] ESKES S, ENDERT E, FLIERS E, et al. Treatment of amiodarone-induced thyrotoxicosis type 2: a randomized clinical trial [J]. J Clin Endocrinol Metab, 2012, 97(2):499-506.

[32] METE O, ASA S L. Images in endocrine pathology: thyrotoxicosis associated with destructive thyroiditis [J]. Endocr Pathol, 2012, 23(3):212-214.

[33] MAMMEN J S, GHAZARIAN S R, PULKSTENIS E, et al. Phenotypes of interferon-α-induced thyroid dysfunction among patients treated for hepatitis C are associated with pretreatment serum TSH and female sex [J]. J Clin Endocrinol Metab, 2012, 97(9): 3270-3276.

[34] CARELLA C, MAZZIOTTI G, AMATO G, et al. Clinical review 169: interferon-alpha-related thyroid disease: pathophysiological, epidemiological, and clinical aspects [J]. J Clin Endocrinol Metab, 2004, 89(8):3656-3661.

[35] PRUMMEL M F, LAURBERG P. Interferon-alpha and autoimmune thyroid disease[J]. Thyroid, 2003, 13(6):547-551.

[36] BROWNLIE B E, TURNER J G. Lithium associated thyrotoxicosis[J]. Clin Endocrinol (Oxf), 2011, 75(3):402-403.

[37] DWARAKANATHAN A A. Hyperthyroidism during Lithium therapy for depression[J]. Endocr Pract, 1998, 4(4):201-203.

[38] ANDERSEN S L, OLSEN J, CARLÉ A, et al. Hyperthyroidism incidence fluctuates widely in and around pregnancy and is at variance with some other autoimmune diseases: a Danish population-based study[J]. J Clin Endocrinol Metab, 2015, 100(3):1164-1171.

[39] WILLIAMS I, ANKRETT V O, LAZARUS J H, et al. Aetiology of hyperthyroidism in Canada and Wales[J]. J Epidemiol Community Health, 1983, 37(3):245-248.

[40] NIKOLAI T F, BROSSEAU J, KETTRICK M A, et al. Lymphocytic thyroiditis with spontaneously resolving hyperthyroidism (silent thyroiditis)[J]. Arch Intern Med, 1980, 140(4):478-482.

[41] YAMAKAWA H, KATO T S, JY N, et al. Thyroid hormone plays an important role in cardiac function: from bench to bedside[J]. Front Physiol, 2021, 12:606931.

[42] 廖二元, 袁凌青. 内分泌代谢病学[M]. 4版. 北京:人民卫生出版社, 2019.

第二章

甲亢的症状与体征

甲亢可由多种原因致病,其中毒性弥漫性甲状腺肿(Graves病)最为常见。典型的临床表现为甲状腺激素分泌过多所致的甲状腺毒症表现(高代谢综合征以及各个组织器官的功能损害)、甲状腺肿和眼征(单纯性突眼和浸润性眼征)。同时也要注意一些特殊的临床表现和类型。

第一节　甲状腺毒症表现

8. 什么是高代谢综合征?

高代谢综合征指的是人体的代谢率加快、代谢周期加快,往往表现为蛋白质、脂肪、碳水化合物等物质分解代谢加快、产热增多的病理状态。

9. 甲亢会引起机体哪些组织器官的损害?

甲亢会引起心血管系统、神经精神系统、消化系统、血液系统、骨骼肌肉系统、皮肤、毛发、眼部等组织损害,并引起内分泌激素水平异常。

1. 心血管系统的表现

由于甲状腺激素(thyroid hormone,TH)以及交感神经(sympathetic therapy system,STS)兴奋性增高等,心血管系统的心悸、气促是最突出的主诉。

(1)心动过速　是心血管系统最早最突出的表现。多为窦性心动过速(sinus tachycardia,ST),心率往往在 90~120 次/min。

(2)心律失常(cardiac arhythmia)　房性期前收缩(早搏)最常见,其次为阵发性或持续性心房颤动。

(3)心音改变　心肌收缩力加强,使心搏增强,心尖部第一心音亢进,听诊时常有收缩期杂音。

(4)心脏扩大　心脏负荷(负担)加重、合并感染或应用 β 受体阻滞剂有可能诱发充血性心力衰竭(congestive heart failure)。持久的房颤也可诱发慢性充血性心力衰竭。

(5)收缩压升高、舒张压下降和脉压(收缩压与舒张压的差值、高压与低压的差值)增大　由于心脏收缩力加强,心排血量增加和外周血管扩张、阻力降低所致。

(6)甲亢性心脏病(hyperthyroid heart disease)　甲亢伴有明显心律失常、心脏扩大和心力衰竭者称之为甲亢性心脏病。以老年甲亢和病史较久未能良好控制者多见。如果没有其他疾病，甲亢性心脏病的特点为甲亢完全控制后心脏功能可恢复正常，但病程较长者，心脏损害不可逆。

病例2：

患者某某，住院号823×××，女，37岁，以"心慌、乏力2年余，加重1周"为主诉入院。2年前无明显诱因出现心慌、乏力，伴双手颤动、食欲亢进，至当地县医院就诊，完善甲状腺功能检查，诊断为"甲亢"，口服甲巯咪唑（具体用量不详）治疗，症状好转后自行停药。3个月前活动后出现阵发性心前区不适，2~3次/d，每次持续10余分钟，休息后可缓解，无放射性疼痛、大汗、一过性黑矇、意识不清等，于当地县医院就诊，完善心电图、彩超等检查（未见报告），诊断为"Graves病并发甲亢性心脏病"，给予改善心肌代谢、控制心率及对症支持治疗后症状好转出院；1周前上述症状加重，同时半年来月经不规律，今为求进一步诊治，遂来我院，入院查体：心率120次/min；甲状腺Ⅰ度肿大，弥漫性、质韧、无压痛，上、下极可触及震颤，闻及血管杂音；完善甲状腺功能、甲状腺静态显像、彩超、心电图等检查，甲功（表2-1-1）示：FT_3、FT_4、TRAb、TPOAb水平偏高，TSH水平降低；彩超（图2-1-1）示：双侧甲状腺实质呈弥漫性不均质改变、左心及右房增大、心律不齐；甲状腺静态显像（图2-1-2）示：符合甲亢改变；心电图（图2-1-3）示：①心房颤动（平均心室率：89次/min），建议做动态心电图检查；②下壁、广泛前壁、后壁ST-T改变。

根据上述病史及相关检验、检查结果，诊断为Graves病合并甲亢性心脏病、心律失常、心房颤动、心功能Ⅱ级。

表2-1-1 甲功六项

项目	项目中文名称	检验结果	异常标志	参考范围	单位
FT_3	游离三碘甲腺原氨酸	12.12	H↑	成人3.1~6.8	pmol/L
FT_4	游离甲状腺素	35.25	H↑	成人12.00~22.00	pmol/L
TSH	促甲状腺激素	0.010	L↓	成人0.270~4.200	μIU/mL
TGAb	甲状腺球蛋白抗体	23.34	M	0~115.00	IU/mL
TRAb	促甲状腺激素受体抗体	6.66	H↑	0~3.75	IU/L
TPOAb	甲状腺过氧化物酶抗体	59.6	H↑	0~34.0	IU/mL

超声描述:

左、右侧叶甲状腺切面大小分别为:42 mm×18 mm×15 mm、50 mm×19 mm×16 mm,峡部厚约:1 mm,双侧叶甲状腺大小形态正常,表面光滑,包膜完整,内部回声增粗、增强,分布不均;CDFI:内血流信号稍增多。

左心房收缩末期内径40 mm、室流出道内径24 mm;室间隔厚度11 mm,左室后壁厚度11 mm,左心室舒张末期内径53 mm,EF 62%,FS 33%,二尖瓣瓣口舒张期流速:E 0.94 m/s,升主动脉内径31 mm,主动脉内径31 mm,主动脉收缩期峰值流速1.1 m/s,肺动脉内径22 mm,肺动脉收缩期峰值流速0.7 m/s,升主动脉内径稍宽;主动脉、肺动脉内径正常。左心及右房增大,余心脏各房室腔形态大小正常。各心瓣膜形态结构未见明显异常。心脏房室间隔连续完整。室间隔与左室后壁不厚,两者呈逆向运动。室壁运动分析:左室壁运动未见明显节段性运动异常。彩色多普勒显示:三尖瓣瓣口可见少量反流信号,反流流速:2.4 m/s,PG:23 mmHg,估测肺动脉压:33 mmHg,余瓣口未见明显反流信号。频谱多普勒显示:二尖瓣瓣口舒张期流速呈单峰。E-E间距不等。心包腔内未见明显液体回声。

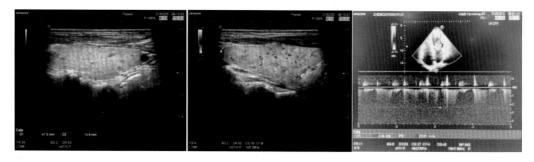

图 2-1-1　双侧甲状腺彩超

超声提示:

1.双侧甲状腺实质呈弥漫性不均质改变。

2.左心及右房增大、心律失常。

影像检查所见：

静脉注射显像剂 30 min 后,行前后位甲状腺显像。

图像(图 2-1-2)示:甲状腺两叶显像清晰,位置正常,形态完整,放射性分布基本均匀,两叶内放射性分布弥漫性异常浓聚,颈部本底低。

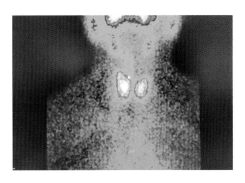

图 2-1-2　甲状腺静态显像

影像检查诊断：

甲状腺两叶摄锝功能弥漫性增强,符合甲亢改变。

心电图结论：

1. 心房颤动(平均心室率:89 次/min),建议做动态心电图检查。
2. 下壁、广泛前壁、后壁 ST-T 改变。

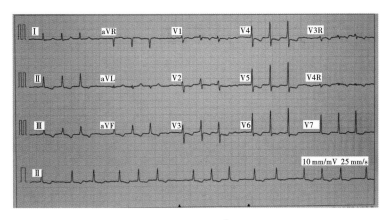

图 2-1-3　心电图

2. 神经精神系统的表现

甲亢时,神经精神系统主要表现为容易激动、烦躁、焦虑、易怒、神经过敏、多言多动、失眠紧张、思想不集中,严重时可能出现幻觉或者亚躁狂症。对于原本有抑郁症、焦虑症或者躁狂症的精神疾病患者,并发甲亢后可能导致原有精神疾病加重。还有一种特殊情况,老年人易发生淡漠型甲亢,精神系统不但不是兴奋为主的症状,反而表现为抑郁淡漠、少言少动、神志模糊、甚至昏迷。

3. 消化系统的表现

甲亢时,消化系统表现为食欲亢进、大便稀、不成形、大便次数增多,甚至是恶心、呕吐、顽固性腹泻,以致体重在短期内迅速下降。个别患者可能表现为厌食甚至恶病质。少数可出肝功能异常,胆红素、转氨酶升高甚或黄疸。

4. 血液系统的表现

血液系统主要表现为营养不良、皮肤紫癜(小出血点)、缺铁性贫血,由于甲亢时红细胞、白细胞、血小板三系均可减少;少数患者会出现淋巴细胞百分比和绝对值及单核细胞相对增多的现象,严重时也可能导致粒(白)细胞缺乏。但一般甲亢病情控制后,上述症状会逐步好转、指标逐步恢复正常。

病例3:

患者某某,住院号823×××,女,60岁,患者以"怕热、多汗10年余,双下肢水肿5年,加重1个月"为主诉入院,患者10年余前因怕热、多汗,伴间断心慌、乏力于当地医院就诊,诊断为"甲亢",给予口服药物治疗,未规律服药。5年前上述症状加重,伴双下肢水肿,于当地医院就诊,甲功示:FT_3、FT_4明显升高,TSH明显降低,血常规示:白细胞降低,给予对症治疗后好转出院。1个月前双下肢水肿明显加重,为求进一步治疗来我院。入院查体:心率108次/min,双侧甲状腺I度肿大,质韧,无压痛、触及震颤及血管杂音、胫前黏液性水肿(图2-1-4);复查血常规(表2-1-2)示:三系减少、淋巴细胞增多;甲功六项(表2-1-3)示:FT_3、FT_4、TRAb、TPOAb明显增高、TSH明显降低;彩超(图2-1-5)示:甲状腺体积增大并实质弥漫性回声改变,建议结合甲功。甲状腺静态显像提示:甲状腺两叶摄锝功能弥漫性增强,符合甲亢改变。

诊断:1. Graves病合并胫前黏液性水肿。

2. 三系减少查因:药物所致? 血液系统疾病?

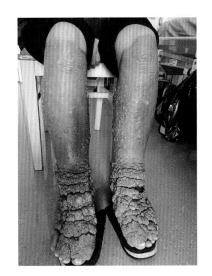

图2-1-4 胫前黏液性水肿

表2-1-2 血常规

项目	项目中文名称	检验结果	异常标志	参考范围	单位
WBC	白细胞	2.8	L↓	3.5~9.5	10^9/L
RBC	红细胞	3.7	L↓	3.8~5.1	10^{12}/L
HGB	血红蛋白	110	L↓	115~150	g/L
PLT	血小板计数	120	L↓	125~350	10^9/L
NEU%	中性粒细胞百分比	45	M	40~75	%
LYMPH%	淋巴细胞百分比	79.2	H↑	20.0~50.0	%
MONO%	单核细胞百分比	7.2	M	3.0~10.0	%
EO%	嗜酸性粒细胞百分比	0.9	M	0.4~8.0	%
BASO%	嗜碱性粒细胞百分比	0.9	M	0~1.0	%

表2-1-3 甲功六项

项目	项目中文名称	检验结果	异常标志	参考范围	单位
FT_3	游离三碘甲腺原氨酸	36.8	H↑	成人3.1~6.8	pmol/L
FT_4	游离甲状腺素	>100	H↑	成人12~22	pmol/L
TSH	促甲状腺激素	<0.005	L↓	成人0.270~4.200	μIU/mL
TGAb	甲状腺球蛋白抗体	15	M	0~115	IU/mL
TRAb	促甲状腺激素受体抗体	9.86	H↑	0~3.75	IU/L
TPOAb	甲状腺过氧化物酶抗体	476	H↑	0~34	IU/mL

超声描述：

左、右侧叶甲状腺切面大小分别为 71.5 mm×23 mm×21 mm、72.4 mm×21 mm× 20 mm，峡部厚约 3.2 m；双侧叶甲状腺体积增大，形态饱满，表面光滑，包膜完整，腺体回声增粗，分布不均匀，呈"网格"样，局部有结节感；弹性评分：2 分；CDFI：腺体内血流信号稍丰富。

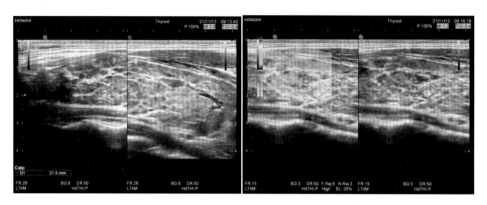

图 2-1-5　甲状腺彩超

超声提示：

甲状腺体积增大并实质弥漫性回声改变，建议结合甲功。

影像检查所见：

静脉注射显像剂 30 min 后，取前后位行甲状腺显像。

图像（图 2-1-6）示：甲状腺显影异常清晰，位置正常，体积增大，形态饱满，两叶放射性分布异常浓聚但基本均匀，颈部本底低。锥形叶隐约可见。

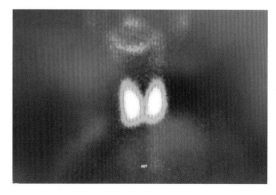

图 2-1-6　甲状腺静态显像

影像检查诊断：

> 甲状腺两叶肿大伴摄锝功能弥漫性增强,符合甲亢改变。

Graves 病所致胫前黏液性水肿一般不需要特殊治疗,如果病情发展迅速,病变范围较大,应积极治疗。可以用环磷酰胺、糖皮质激素等药物进行治疗,但是疗效缓慢,常常需要治疗一年以上。如果在治疗过程中出现继发性感染,应根据软组织炎症进行局部湿敷并给予全身抗生素应用。

甲亢患者可能会出现血液系统异常。①贫血是指全身循环血液中红细胞的总容量减少至正常以下,甲亢导致的贫血多为轻度,骨髓象多表现为增生性贫血。患甲亢时,身体由于营养物质的吸收和代谢发生障碍,生血的重要物质如铁和维生素代谢的紊乱,以及因为代谢旺盛、血中红细胞的寿命缩短等因素,甲亢时迷走神经活动减弱或交感神经活动增强,引起胃黏膜病变,影响铁的吸收等都可以是甲亢时引发贫血的原因。②甲亢患者出现白细胞减少目前认为是多种因素导致的。可以是大量甲状腺激素抑制骨髓正常的造血功能,也可以是体内产生了针对白细胞的抗体,导致白细胞破坏增多。甲亢时白细胞减少的程度比较轻,大多在 $(3 \sim 4) \times 10^9/L$,一般随着甲亢病情的控制,基本上都可以恢复。③血小板寿命缩短可出现皮肤、黏膜紫癜,其特点是在甲亢症状的基础上出现皮肤紫癜。

抗甲状腺药物可能引起粒细胞减少(MTU 多见,MM 次之,PTU 最少),严重时可致粒细胞缺乏症。前者多发生在用药后 2 ～ 3 个月内,也可见于任何时期。Graves 病用 MM 治疗后可出现贫血,血清中存在 MM 依赖性抗红细胞抗体,这些抗体可与 Rh 复合物结合,有些患者可合并粒细胞减少和血小板减少。

5. 甲亢性肌病的表现

甲亢肌肉病变有多种类型,不同类型肌肉病变有不同的表现:

(1)急性甲亢性肌病:起病急,进展快,由于肌肉收缩无力,可能短时间内出现言语障碍、吞咽困难,严重可导致呼吸困难。

(2)慢性甲亢性肌病:起病缓慢,病变可累及全身肌肉,表现为逐渐发展的肌无力和肌萎缩,肌电图为非特异性肌病改变。患者表现为下蹲后站立不起来,晨起下不了床等。

(3)眼肌麻痹:表现为眼周肌肉无力,伴突眼,可伴有复视。随病情进展,最终出现眼球突出且固定,眼球转动困难。

(4)甲亢性周期性麻痹:主要表现为四肢及躯干发作性软瘫,严重时伴有呼吸困难。饮酒、饮食过饱、劳累及大量出汗等可诱发。发作时血钾显著降低,甲亢控制后症状可缓解。

(5)甲亢伴重症肌无力:主要累及眼部肌群,有眼睑下垂、眼球运动障碍和复视,晨轻暮重。甲亢控制后症状可缓解。

病例 4：

患者某某，住院号 823×××，男，29 岁，以"食欲亢进、腹泻 3 个月，突发双下肢无力 5 d 余"为主诉入院。3 个月前无明显诱因下出现食欲亢进、腹泻、大便次数约 3 次/d，水样泻，偶感恶心、呕吐，与进食及精神因素无关，伴怕热、多汗，体重减轻 3 kg，无发热、腹痛、乏力、心悸、易怒、性格改变、眼球突出、畏光流泪等症状，于当地医院查甲功示：FT₃、FT₄ 高，TSH 低，诊断为"甲亢"，规律服用"甲巯咪唑 10 mg qd"。5 d 前，无明显诱因下出现双下肢无力，表现为蹲下后不能起立，走路时抬腿困难，肌力减弱，无发热、腹泻、大小便失禁、肌肉萎缩等症状，至我院就诊，完善相关检验检查，查体：心率 108 次/min，甲状腺 I 度肿大、弥漫性、质韧、无压痛，上、下极可触及震颤，闻及血管杂音，腹软，无压痛及反跳痛；左、右侧肌力 4-。电解质（表 2-1-4）示：血钾水平降低；肝功（表 2-1-5）异常；甲功（表 2-1-6）示：FT₃、FT₄、TRAb、TGAb、TPOAb 水平偏高，TSH 水平较低；复查彩超（图 2-1-7）以及甲状腺静态显像（图 2-1-8）符合甲亢改变。

诊断：Graves 病合并低钾型周期性麻痹。

表 2-1-4 电解质

项目	项目中文名称	检验结果	异常标志	参考范围	单位
K	钾	2.25	L↓	3.50~5.30	mmol/L
Na	钠	142.0	M	137.0~147.0	mmol/L
Cl	氯	109.8	M	99.0~110.0	mmol/L
Ca	钙	2.34	M	2.11~2.52	mmol/L
P	磷	1.23	M	0.85~1.51	mmol/L
Mg	镁	0.79	M	0.75~1.02	mmol/L

表 2-1-5 肝功

项目	项目中文名称	检验结果	异常标志	参考范围	单位
ALT	丙氨酸氨基转移酶	65	H↑	7~40	U/L
T-BIL	总胆红素	21	M	0~23	μmol/L
D-BIL	直接胆红素	9.5	H↑	0~6.8	μmol/L

续表2-1-5

项目	项目中文名称	检验结果	异常标志	参考范围	单位
TBA	总胆汁酸	9.8	M	0 ~ 10.0	μmol/L
PA	前白蛋白	143	L⬇	180 ~ 350	mg/L
AST	天门冬氨基酸转移酶	34	M	13 ~ 35	U/L
TP	总白蛋白	73.9	M	65.0 ~ 85.0	g/L
ALB	白蛋白	39.3	L⬇	40.0 ~ 55.0	g/L

表2-1-6　甲功六项

项目	项目中文名称	检验结果	异常标志	参考范围	单位
FT_3	游离三碘甲腺原氨酸	23.12	H⬆	成人3.10 ~ 6.80	pmol/L
FT_4	游离甲状腺素	35.11	H⬆	成人12.00 ~ 22.00	pmol/L
TSH	促甲状腺激素	0.07	L⬇	成人0.27 ~ 4.20	μIU/mL
TGAb	甲状腺球蛋白抗体	>300	H⬆	0 ~ 115	IU/mL
TRAb	促甲状腺激素受体抗体	6.34	H⬆	0 ~ 3.75	IU/L
TPOAb	甲状腺过氧化物酶抗体	178	H⬆	0 ~ 34	IU/mL

超声描述:

　　左、右侧叶甲状腺切面大小分别为69.3 mm×26.8 mm×25.3 mm,70.4 mm×31.5 mm×24.5 mm,峡部厚约4.2 mm;双侧叶甲状腺体积大,形态饱满,表面光滑,包膜完整,内部回声增粗,分布不均匀,其内未见明显异常回声;CDFI:内血流信号丰富。

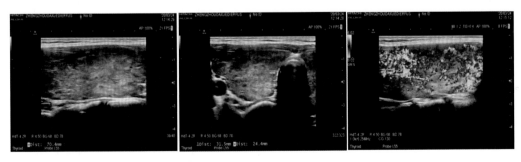

图2-1-7　彩超

超声提示:

符合甲亢声像图改变。

影像检查所见:

静脉注射显像剂 30 min 后,取前后位甲状腺显像。

图像(图2-1-8)示:甲状腺显影异常清晰,位置正常,形态饱满,两叶内放射性分布弥漫性异常浓聚但基本均匀,颈部本底低。

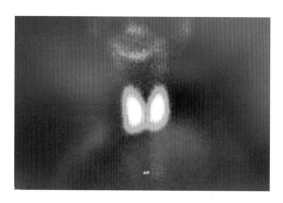

图2-1-8　甲状腺静态显像

影像检查诊断:

甲状腺两叶摄锝功能弥漫性增强,符合甲亢改变。

思考:甲亢患者会出现食欲减退吗?

淡漠型甲亢患者会出现食欲减退表现。淡漠型甲亢(apathetic hyperthyroidism)是甲亢的一个特殊类型,多见于老年患者。患者不表现为神经、循环、消化等系统兴奋性增高,恰恰相反,会表现为兴奋性降低,代谢减慢,所以会表现为食欲缺乏、神情淡漠等症状,该病发病隐匿,所以老年患者出现不明原因体重下降、食欲减退后,需要考虑甲亢的可能。

甲亢性周期性麻痹主要见于东方国家的青年男性患者,日本和我国较常见。周期性麻痹的发生机制可能与过多 TH 促进 Na^+-K^+-ATP 酶活性,使 K^+ 向细胞内的不适当转移有关,因此发作时血钾显著降低。周期性麻痹多与甲亢同时存在,或发生于甲亢起病之后。也有部分患者以周期性麻痹为首发症状就诊才发现甲亢。多在夜间发作,可反复出现,甲亢控制后症状可缓解。

6.骨骼系统的表现

甲亢患者分泌过多的甲状腺激素(TH)对骨骼有直接作用,临床研究表明甲状腺激素使成骨细胞、破骨细胞活力增强,骨胶原组织破坏增多,骨钙转换率增加,骨密度下降,血钙过高,尿钙增高,时间长了则出现骨质疏松症,增加了骨折的风险。早期患者症状不明显,典型患者可见骨痛,严重可出现病理性骨折,X射线可见骨密度减低,甲亢治疗后症状可逐渐恢复。

病例5:

患者某某,住院号823×××,女,55岁,以"心悸、多汗10余年,双膝关节疼痛2个月余"为主诉入院。10余年前无明显诱因,间断出现心悸、多汗,伴食欲亢进、消瘦、焦虑、烦躁、易怒、手抖,无发热、恶心、呕吐、头痛、头晕、胸闷等症状,至当地医院就诊,完善甲功五项等检查(未见报告),诊断"甲状腺功能亢进症",给予"甲巯咪唑10 mg qd"治疗,院外服药不规律;2个月前无明显诱因下出现双膝关节疼痛,使用"氟比洛芬凝胶"贴剂症状无明显缓解,遂来我院门诊就诊,完善相关检验检查,电解质(表2-1-7)示:血钙降低;甲功六项(表2-1-8)示:FT$_3$、FT$_4$、TRAb、TGAb、TPOAb水平偏高,TSH水平较低;超声(图2-1-9)示:双侧甲状腺弥漫性不均质改变、双侧甲状腺及峡部实性结节、右侧甲状腺囊肿;甲状腺静态显像(图2-1-10)示:符合甲亢改变;骨密度(图2-1-11):T-2.5骨质疏松。

诊断:1.Graves病合并骨质疏松。

2.甲状腺结节。

表2-1-7 电解质

项目	项目中文名称	检验结果	异常标志	参考范围	单位
K	钾	3.91	M	3.50～5.30	mmol/L
Na	钠	140.0	M	137.0～147.0	mmol/L
Cl	氯	105.2	M	99.0～110.0	mmol/L
Ca	钙	1.55	L↓	2.11～2.52	mmol/L
P	磷	1.45	M	0.85～1.51	mmol/L
Mg	镁	0.82	M	0.75～1.02	mmol/L

表2-1-8 甲功六项

项目	项目中文名称	检验结果	异常标志	参考范围	单位
FT$_3$	游离三碘甲腺原氨酸	34.12	H↑	成人3.10~6.80	pmol/L
FT$_4$	游离甲状腺素	29.91	H↑	成人12.00~22.00	pmol/L
TSH	促甲状腺激素	<0.005	L↓	成人0.270~4.200	μIU/mL
TGAb	甲状腺球蛋白抗体	178	H↑	0~115	IU/mL
TRAb	促甲状腺激素受体抗体	19.34	H↑	0~3.75	IU/L
TPOAb	甲状腺过氧化物酶抗体	59	H↑	0~34	IU/mL

超声描述：

双侧叶甲状腺大小形态正常,表面光滑,包膜完整;左侧甲状腺中下部可见一大小约7.5 mm×5.4 mm 的不均质回声;周界清,形态规则,内血流信号不明显;弹性平分:1分。

甲状腺峡部可见一大小约13 mm×13.7 mm×6.5 mm 的低回声;周界清,形态规则,内可见数个点状强回声,周围可见点线状血流信号;弹性评分:1分。

右侧甲状腺内可见数个不均质回声,较大者大小约4.2 mm×2.4 mm;周界清,形态规则,内可见血流信号,弹性评分:1分。

右侧甲状腺内可见数个无回声,较大者大小约4.5 mm×3.1 mm;周界清,形态规则,内透声差,弹性成像呈BGR现象。

右侧甲状腺中部深层可见一大小约5.7 mm×4.0 mm 的低回声,周界尚清,形态欠规则,内可见散在点状偏强回5;弹性评分:1分;余腺体内部回声欠均匀,可见片状低回声分布,CDFI:内血信号未见明显异常。

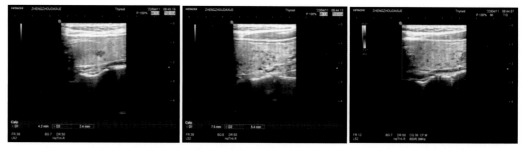

图2-1-9 彩超

超声提示:

1. 双侧甲状腺弥漫性不均质改变。

2. 双侧甲状腺及峡部实性结节。

3. 右侧甲状腺囊肿。

4. 右侧甲状腺中部深层结节。

影像检查所见:

静脉注射显像剂 30 min 后,取前后位行甲状腺显像。

图像(图 2-1-10)示:甲状腺显影异常清晰,双叶位置正常,形态饱满,体积增大,两叶放射性分布弥漫性异常聚集,但基本均匀,颈部本底低。

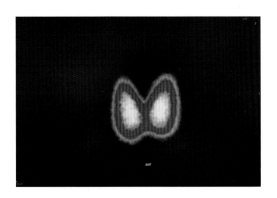

图 2-1-10　甲状腺静态显像

影像检查诊断:

甲状腺两叶肿大伴摄锝功能弥漫性增强,符合甲亢改变。

Graves 病在骨骼系统的表现分为 2 个方面:一是骨质疏松,二是肢端肥大症(acromegaly)。

骨质疏松的早期患者症状不多,典型患者常见骨痛,肋骨、骨盆、脊椎骨较常受累,严重患者可发生病理性骨折,X 射线检查可见骨密度减低,Graves 病治愈后多可恢复正常。

甲亢肢端肥大症较少见,是一种增生性骨膜下骨炎,特点是手指、足趾肥大粗厚,外形似杵状指(趾)和肥大性骨关节病变,但血液循环不增加,X 射线检查在病变区,有广泛性、对称性滑膜下新骨形成,似肥皂泡样粗糙突起。有时局部皮肤增粗增厚,发病机制不详,常与胫前黏液性水肿和浸润性突眼并存。

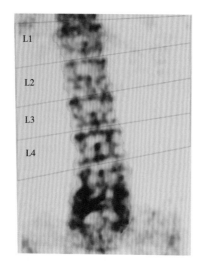

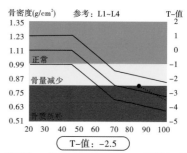

部位	骨密度(g/cm²)	T-值	Z-值	BMC(g)	区域(cm²)
L1	0.638	-3.3(62%)	-0.6(91%)	8.54	13.38
L2	0.696	-3.4(63%)	-0.4(93%)	8.85	12.72
L3	0.865	-2.4(75%)	0.8(112%)	10.28	11.89
L4	1.029	-0.9(90%)	1.8(127%)	14.84	14.42
L1~L2	0.666	-3.4(62%)	-0.6(91%)	17.39	26.10
L1~L3	0.728	-3.1(66%)	-0.1(99%)	27.68	37.99
L1~L4	0.811	-2.5(73%)	0.3(105%)	42.52	52.42
L2~L3	0.777	-2.9(69%)	0.1(101%)	19.14	24.62
L2~L4	0.870	-2.2(77%)	0.9(113%)	33.98	39.04
L3~L4	0.955	-1.6(83%)	1.3(120%)	25.13	26.32

图 2-1-11 骨密度

7. 皮肤、毛发及手足肢端的表现

（1）皮肤　甲亢时，由于皮肤泌汗增多，皮肤温暖湿润、颜面潮红，部分患者面部和颈部可呈红斑样改变，压之褪色；少数患者出现暴露部位皮肤色素加深，以男性患者多见；也有患者偶见皮肤瘙痒；也有部分患者色素减退，出现白癜风。

（2）毛发　毛发出现稀疏脱落，少数患者出现斑秃。

（3）指甲　变脆变薄、指甲萎缩、可以出现反甲。

8. 内分泌系统的表现

甲亢会引起内分泌系统紊乱：①甲状腺肿。②过量的甲状腺激素可以抑制垂体分泌促性腺激素，大约有一半的女性患者会出现月经紊乱，表现为早期月经量减少，周期延长，甚至闭经从而影响生育。③甲状腺激素浓度增加导致性激素结合球蛋白产生增加，进而增加与睾酮的结合，使游离睾酮水平降低，导致患者出现泌乳，有 10%～15% 的男性患者会出现乳房发育，其中半数的男性患者会出现性欲减退。④甲状腺激素过多还会影响垂体-肾上腺功能，引起血液中促肾上腺皮质激素，皮质醇和尿中 17-羟皮质类固醇升高，继而受过多甲状腺抑制，尿中的皮质醇水平又可以慢慢下降。⑤大量甲状腺激素能促进肠道对糖的吸收，刺激胰高血糖素分泌，减少胰岛素的分泌，有可能出现糖耐量减低，严重的最终引起糖尿病。

第二节 甲状腺肿

10. 甲亢的甲状腺肿大有何特点？

甲状腺肿大的特点与病因和分型有关。弥漫性毒性甲状腺肿的甲状腺呈弥漫性对称性肿大,质软、吞咽时上下移动,少数患者的甲状腺肿大不对称或肿大不明显,由于甲状腺的血流量增多,故在上、下叶外侧可听到血管杂音,可扪及震颤,触到震颤时往往可以听到杂音,但杂音较弱时触不到震颤;桥本甲状腺炎患者甲状腺肿大质地往往比较硬;结节性甲状腺肿的甲状腺表面不规则,触诊可以有结节样感觉;炎症引起的甲状腺毒症,若是亚急性甲状腺炎,肿大的甲状腺往往不对称,触痛明显。

正常的甲状腺是看不到也触摸不到的,肿大的甲状腺可分3度(图2-2-1)。

Ⅰ度:不能看出肿大但能触及者。

Ⅱ度:能看到肿大又能触及,但在胸锁乳突肌以内者。

Ⅲ度:肿大超过胸锁乳突肌外缘者。

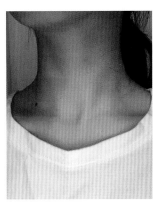 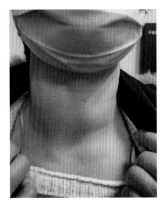 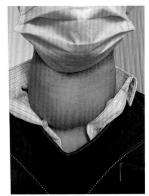

Ⅰ度 　　　　　　Ⅱ度 　　　　　　Ⅲ度

图2-2-1 甲状腺肿大的分度

病例 6：

患者某某，门诊号 00×××××，女，32 岁，患者以"心慌、手抖 2 年，颈部肿胀半年"为主诉来我院门诊就诊，2 年前无明显诱因出现心慌、手抖，伴烦躁易怒、多食、易饥、大便次数增多，2 年体重下降 4 kg，查体：心率 105 次/min，甲状腺Ⅱ度肿大（图 2-2-2），质韧，无压痛，可触及震颤并闻及血管杂音；门诊查甲功（表 2-2-1）示：FT$_3$、FT$_4$ 明显升高，TSH 明显降低，TRAb（+）；甲状腺彩超（图 2-2-3）提示：双侧甲状腺肿大并弥漫性不均质改变。

诊断：Graves 病。

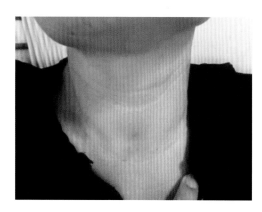

图 2-2-2　甲状腺Ⅱ度肿大

表 2-2-1　甲功

项目	项目中文名称	检验结果	异常标志	参考范围	单位
FT$_3$	游离三碘甲腺原氨酸	45.5	H↑	成人 3.1 ~ 6.8	pmol/L
FT$_4$	游离甲状腺素	63	H↑	成人 12 ~ 22	pmol/L
TSH	促甲状腺激素	<0.005	L↓	成人 0.270 ~ 4.200	IU/mL
TRAb	促甲状腺激素受体抗体	8.17	H↑	0 ~ 3.75	IU/L

超声所见：

左、右侧叶甲状腺切面大小分别为 45 mm×21 mm×18 mm、50 mm×25 mm×21 mm，峡部厚约 2.7 mm，双侧叶甲状腺体积大，形态饱满，表面光滑，包膜完整；右侧甲状腺可见一大小为 4.9 mm×2.4 mm 的无回声；周界清，形态规则，余内部回声增粗、分布不均；CDFI：内血流信号增多。

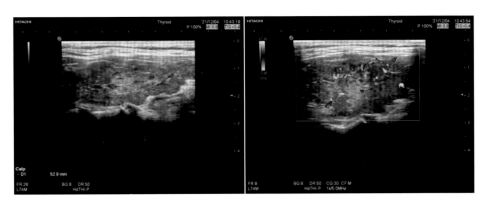

图 2-2-3　彩超

超声提示：

> 甲状腺弥漫性不均质回声改变并血流增多。
>
> 右侧甲状腺囊肿(TI-RADS 分级：2级)。

思考：颈部听到血管杂音就是甲亢吗？

由于甲亢时，甲状腺血流量明显增多，因此甲状腺听诊时可闻及血管杂音，严重时整个甲状腺区可听到，但上、下极最明显。由于颈动脉紧邻甲状腺，有时颈部血管杂音并不一定来自甲状腺，可能因颈动脉病变导致，因此颈部血管杂音并不代表一定是甲亢。

甲状腺肿大的分度，从Ⅰ度到Ⅲ度，说明病情逐渐加重。其中Ⅰ度属于比较轻微的甲状腺肿大，Ⅱ度及以上属于比较严重的甲状腺肿大。特别是甲状腺Ⅲ度肿大，随着肿块的不断增长，可压迫到后方的食管、气管等组织，可引起呼吸困难以及吞咽困难等现象，需要及时进行治疗，可采用手术切除达到治疗目的。如果只是轻微肿大，对患者生活没有造成严重的影响，一般无需进行特殊的治疗，如果是由于缺碘引起，可采用适当补碘的方法促使肿大消除。如果有甲亢等情况，可以遵医嘱服用甲巯咪唑等抗甲状腺药物进行治疗，甲亢患者应避免过多摄入碘。

甲状腺肿大不一定是甲亢，桥本甲状腺炎、甲状腺肿瘤、单纯性甲状腺肿等疾病都会引起甲状腺肿大，但这些疾病的甲状腺功能、彩超等检查结果与甲亢并不一致，它们的甲状腺功能不亢进。因此，甲状腺肿大患者并不都是甲亢。

哺乳期、妊娠期和青春期都可能出现生理性甲状腺肿大。

(1)青春期少年处于快速生长发育期，需要大量的甲状腺激素(TH)，机体合成的 TH 不能满足生理需要，甲状腺就会出现代偿性的增生、肿大。

(2)妊娠期和哺乳期妇女，除了体内代谢旺盛需要大量的 TH 以外，女性体内的雌激素也大量分泌，影响 TH 的合成，降低血液中游离甲状腺素水平，两种因素共同作用，最后使体内的 TH 不足,甲状腺出现代偿性的肿大。

除了生理性甲状腺肿之外,平时生活中还有以下其他原因可能导致甲状腺肿。

(1)碘缺乏 缺碘时,甲状腺激素合成原料不足,导致甲状腺激素缺乏,反馈性引起垂体 TSH 分泌增加,TSH 不断刺激甲状腺滤泡细胞,导致甲状腺增生肥大。

(2)食物中某些物质可能导致甲状腺肿大 卷心菜、黄豆、白菜、坚果、牛奶、含氟过多的饮水等,因含有硫脲类物质或者阻抑甲状腺激素合成的物质,引起甲状腺肿;含硫有机物(硫氰化物、二硫化物)、苯二甲酸酯、药物(硫脲类、磺胺类、保泰松、秋水仙碱)等可抑制碘离子在甲状腺浓集或者有机化,导致相对缺碘,引起甲状腺肿。

(3)高碘 碘摄入过多,导致过氧化酶被过多占用,影响酪氨酸碘化,甲状腺激素合成不足,导致甲状腺代偿性肿大。

(4)基因缺陷 基因缺陷导致 TH 合成过程中各种酶缺乏,引起甲状腺激素合成障碍,导致甲状腺代偿性肿大。

第三节 眼 征

11. Graves 病的眼部表现有哪几类?

眼部表现可分为浸润性突眼和非浸润性突眼。

浸润性突眼:多数患者眼球突出,较非浸润性突眼明显,突眼度超过 18 mm,双眼可不对称,常有明显的畏光、流泪、结膜红肿、复视、视力减退、眼部肿胀刺痛、异物感。体格检查可发现双眼运动不协调,不能外展或者眼球活动减少。严重时出现眼球固定、角膜溃疡、全眼球炎甚至失明。浸润性眼征发生在 Graves 眼病,病因与眶周组织的自身免疫炎症反应有关。

非浸润性突眼(图 2-3-1):①上眼睑挛缩;②睑裂增宽,看似眼睛比病前增大;③上眼睑移动滞缓:向下看时上眼睑不能及时随眼球下移;④瞬目(眨眼睛)减少;⑤向上看时不像正常人一样额头皱纹增多或干脆额纹消失;⑥双眼不能内聚或内聚程度受限。

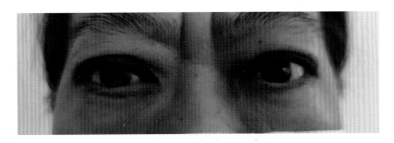

图 2-3-1 非浸润性突眼

病例 7:

患者某某,住院号 812×××,女,52 岁,患者以"发现甲亢 3 年,双眼突出 3 周余"为主诉入院,3 年前体检发现甲亢(未见体检单),伴怕热多汗、间断心慌、大便次数增多、体重下降 4 kg,规律服用甲巯咪唑,定期复查。3 周余前自觉双眼突出,无畏光、流泪、视力下降等症状,于我院就诊,查体:心率 130 次/min;眼睑、结膜充血;眼裂增宽、瞬目减少;突眼度:右眼 18 mm、左眼 17.8 mm;甲功(表 2-3-1)示:FT$_3$、FT$_4$、TRAb 水平增高、TSH 降低;彩超(图 2-3-1)示:甲亢可能;眼眶 CT(图 2-3-1)示:符合 Graves 眼病改变。

诊断:1. Graves 病并突眼。

2. 甲状腺结节。

表 2-3-1　甲功

项目	项目中文名称	检验结果	异常标志	参考范围	单位
FT$_3$	游离三碘甲腺原氨酸	8.83	H↑	成人 3.10～6.80	pmol/L
FT$_4$	游离甲状腺素	24.04	H↑	成人 12.00～22.00	pmol/L
TSH	促甲状腺激素	0.010	L↓	成人 0.270～4.200	IU/mL
TRAb	促甲状腺激素受体抗体	17.64	H↑	0～3.75	IU/L

超声所见:

左、右侧叶甲状腺切面大小分别为:46 mm×17 mm×17 mm、48 mm×18 mm×17 mm,峡部厚约 3.5 mm,双侧叶甲状腺大小形态正常,表面光滑,包膜完整,较大者:3.5 mm×3.3 mm(左侧中部),7.6 mm×4.8 mm(右侧下极近峡部),周界清,形态规则,内未见明显血流信号。CDFI:内血流信号稍增多。

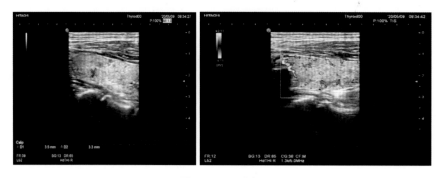

图 2-3-1　彩超

超声提示:

双侧甲状腺呈弥漫性不均质改变,请结合甲功。

双侧甲状腺囊实性结节(TI-RADS 分级:3 级)。

影像表现：

眼眶 CT 平扫示双侧眼球稍凸出，左上直肌及下直肌增粗，眼环未见增厚，晶状体显示清晰，视神经、球后脂肪间隙均未见异常，眼眶骨质完整。

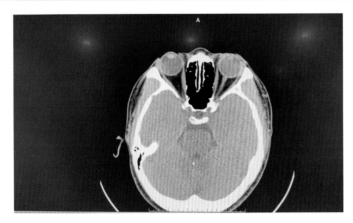

图 2-3-2　眼眶 64 排 CT 平扫

影像诊断意见：

符合甲亢突眼影像学表现，请结合临床及病史。

该患者存在眼睑、结膜充血，自觉无明显症状；根据 NO SPECS 标准（表 2-3-2）分级，该患者的分级为 I 级。

表 2-3-2　NO SPECS 标准

分级	定义	英文缩写
0 级	无症状或体征	N（no signs or symptoms）
I 级	只有体征而无症状	O（only signs）
II 级	软组织受累（有症状及体征） 0：无；a：轻度；b：中度；c：重度	S（soft-tissue involvement）
III 级	眼球突出>正常上限 3 mm，有或无症状 0：无；a：>正常上限 3～4 mm；b：>正常上限 5～7 mm；c：>正常上限 8 mm	P（proptosis）
IV 级	眼外肌受累（常伴有复视及其他症状体征） 0：无；a：各方向极度注视时运动受限；b：运动明显受限；c：单或双眼固定	E（extraocular muscle involvement）

续表 2-3-2

分级	定义	英文缩写
V级	角膜受累 0:无;a:角膜点染;b:角膜溃疡;c:角膜云翳、坏死、穿孔	C(corneal involvement)
VI级	视力变化(视神经受损) 0:无;视力为 0.6~0.5;b:视力为 0.4~0.1;c:视力<0.1~无光感	S(sight loss)

Graves 眼病临床活动状态评估(CAS)(表 2-3-3)≥3 分时被认为是活动性甲状腺相关性眼病,分数越多高,活动度越高。该患者存在眼睑、结膜充血,CAS 评分为 2 分,评估为非活动性甲状腺相关眼病,暂控制甲亢,无需特殊治疗 Graves 眼病,嘱患者定期复诊,密切关注患者眼部变化。

表 2-3-3　Graves 眼病临床活动状态评估(CAS)

序号	项目	本次就诊	与上次就诊比较	评分/分
1	球后疼痛>4 周	√		1
2	眼运动时疼>4 周	√		1
3	眼睑充血	√		1
4	结膜充血	√		1
5	眼睑肿胀	√		1
6	复视(球结膜水肿)	√		1
7	泪阜肿胀	√		1
8	突眼度增加>2 mm		√	1
9	任意方向眼球运动减少 5°		√	1
10	视力表视力下降≥1 行		√	1

Graves 眼病常用的治疗方法主要有以下 5 个方面:①甲状腺治疗。②眼部注射治疗:直接在球结膜下或球后注射糖皮质激素,以减轻突眼的症状。③全身用药治疗:使用利尿剂、免疫抑制剂、生长抑素类的类似物,以及免疫球蛋白等治疗。④眼眶放射治疗:突眼严重者可以考虑进行球后放射性治疗。⑤手术治疗:突眼严重者可以考虑眼眶减压手术治疗。

12. 什么是 Graves 眼病?

　　Graves 眼病是一种与 Graves 病发病相关的器官特异性自身免疫性疾病,血液中自身抗体 TSAb 阳性是其主要免疫特点,可伴有或不伴有甲状腺功能亢进症。在发病时间上,Graves 眼病可出现在甲亢前或后,或在甲亢经过药物、手术、放射性碘等治疗后发生。其病理基础是在眶后组织浸润的淋巴细胞分泌细胞因子刺激成纤维细胞分泌黏多糖,堆积在眼外肌和眶后组织,导致突眼和眼外肌纤维化。Graves 眼病的眶后组织中有脂肪细胞浸润,纤维组织增生,大量黏多糖和糖胺聚糖沉积,透明质酸增多,淋巴细胞和浆细胞浸润,同时眼肌纤维增粗,纹理模糊,肌纤维透明变性、断裂和破坏。

第四节　特殊的临床表现和类型

13. Graves 病有哪些特殊的临床表现?

Graves 病是一种伴有甲状腺激素分泌增多的器官特异性自身免疫性疾病。其主要临床表现为甲状腺激素增多导致的循环、消化、神经等多系统的兴奋性增高和代谢亢进,如心悸乏力、焦躁易怒、怕热多汗、皮肤潮湿、多食易饥、大便次数增多、体重减轻等。典型的 Graves 病除有高代谢症候群和甲状腺肿大外,25% ~50% 的 Graves 病患者伴有不同程度的眼病的症状和体征。Graves 病的临床表现差异很大,可以是无症状(亚临床)的疾病状态,也可以是甲状腺危象,其临床症状轻重与患者的发病年龄、性别、病程、并发症以及血液中甲状腺激素增多的程度和速度有关。有些患者的临床表现并不常见,Graves 病患者特殊的临床表现及类型主要有新生儿甲亢、儿童型甲亢、妊娠期甲亢、淡漠型甲亢、亚临床甲亢、自身免疫性疾病并发 Graves 病、甲亢合并支气管哮喘、甲亢合并精神病、甲亢危象等。

14. 胫前黏液性水肿

胫前黏液性水肿是 Graves 病的特征性皮肤表现,长病程以及严重的免疫反应是甲状腺皮肤病变形成的必需条件,故其多在甲亢确诊后多年或眼病发生之后才出现。约 5% Graves 病患者可有典型局限性黏液性水肿,多见于胫前下 1/3 部位,有时可延及足背和膝部,也可累及上肢,尤其是反复受损、手术、烧伤及疫苗接种处等。皮损多为对称性,初起时呈暗紫红色皮损,随着皮肤增厚、变粗、毛囊角化,逐渐变成广泛大小不等的片状或结节状隆起,后期皮肤如橘皮或树皮状,可伴色素沉着或继发感染(图 2-4-1)。一些病例可出现局灶性多汗,推测其原因可能与局部神经纤维受刺激有关。某些进展期病变可出现足部瘤样病变,溃疡性病变并不常见。

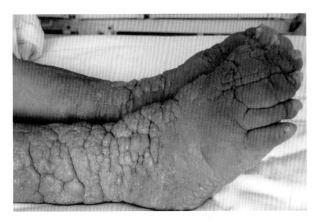

图 2-4-1 胫前树皮状黏液性水肿

病例8：

患者代某某,门诊号777××××,男,42岁,因"双小腿及足背肿块6年"为主诉至我院皮肤科就诊。6年前无明显诱因出现双小腿及足背绿豆大小皮下肿物(图2-4-2),无明显不适,未予治疗。肿块随时间逐渐增大增多,无疼痛,自觉偶有瘙痒,无发热、盗汗、咳嗽等不适。2年前发现甲状腺功能亢进症,规律口服抗甲状腺药物治疗。皮肤科行局麻下下肢组织活检,病理(图2-4-3)示:下肢黏液性水肿。

诊断:Graves病合并胫前黏液性水肿。

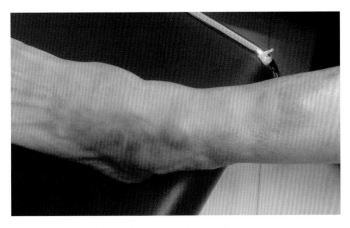

图 2-4-2 胫前肿物状黏液性水肿

肉眼所见：

灰红带皮组织一块，大小0.5 cm×0.4 cm×0.2 cm，皮肤面积0.4 cm×0.2 cm。

病理诊断：

（下肢）黏液性水肿。特殊染色：AB-PAS(+)。

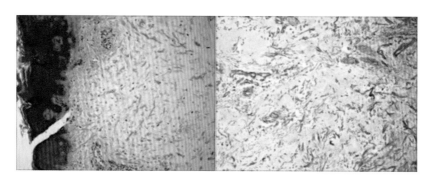

图2-4-3 胫前黏液性水肿病理

15. 甲状腺危象

甲状腺危象又称甲亢危象，是甲状腺毒症急性加重致多系统损伤的一组综合征，其病死率达10%~30%。通常发生于严重或久患甲亢未治疗或治疗不充分的Graves病患者中。甲亢危象的一个重要特点是继发于应激事件或并发疾病，其诱因可大致分为两类：一是与循环甲状腺素水平迅速升高有关，如，抗甲状腺药物骤然停药、放射性碘治疗、甲状腺手术术前准备不充分、使用碘造影剂等；另一种是与急性非甲状腺疾病有关，如，感染、创伤、精神应激、非甲状腺手术、脑血管意外、肺栓塞、妊娠等。

甲亢危象的临床表现是在原有甲亢症状基础上突然加重，主要表现为：①高代谢率及高肾上腺素能反应症状：全身大汗、面色潮红、皮肤潮热；高热，体温升高一般都在40 ℃或更高，常规退热措施难以收效；心悸气短，心动过速，一般在160次/min以上，极有可能进展为房性心律失常、不同程度的心功能不全及充血性心力衰竭。②消化系统：食欲减退、恶心、呕吐、腹泻，严重时可出现黄疸，多以直接胆红素升高为主。③神经系统：极度乏力、烦躁不安，最后可因脑细胞代谢障碍而谵妄，甚至昏迷。甲亢危象偶尔也发生在淡漠型甲亢患者，可表现为表情淡漠、迟钝、嗜睡,甚至木僵状态,体质虚弱、无力,消瘦甚至恶病质,体温一般仅中度升高,出汗不多,心率不太快,脉压差小。

16. 甲状腺毒症性心脏病

过量甲状腺激素可导致心动过速,心脏收缩功能增强、排血量增多,造成心脏负荷加大、心肌耗氧增加、冠状动脉供血相对不足,可引起心脏异常改变,在老年甲亢和病史较久未能良好控制者多见。甲亢患者合并至少 1 项下述心脏异常症状者可诊断为甲亢性心脏病:①心律失常;②心脏扩大;③充血性心力衰竭;④心绞痛或心肌梗死。诊断时需排除同时存在其他原因引起的心脏改变,甲亢控制后上述心脏情况可好转或明显改善。

17. 新生儿甲亢

新生儿甲亢分为暂时型和持续型 2 种,前者较为常见,多继发于母亲妊娠时患有 Graves病。促甲状腺激素受体抗体(thyrotrophin antibody,TRAb)是 IgG,其可通过胎盘屏障通过到达胎儿使之发生甲亢。只有母体 TRAb 处于较高水平时(高于正常值上限 3 倍),胎儿/新生儿甲亢才有可能发生。出生后随着 IgG 滴度降低,新生儿甲亢会在 2~4 个月内自愈。在所有患 Graves 病的妇女中,胎儿甲亢的患病率小于 5%,新生儿甲亢的发病率不足 1%。新生儿甲亢临床表现为多动、易兴奋、多汗、呕吐、腹泻和发热等。哺乳量增加而体重不增加,可出现呼吸衰竭、心动过速、心律失常,甚至发生心力衰竭。

持续型新生儿甲亢较为罕见,多系促甲状腺激素受体(thyroid-stimulating hormone receptor receptor,TSHR)突变所致,又称先天性非自身免疫性甲亢。其特点是:①没有甲亢家族史或为非自身免疫性甲亢家族史,为常染色体显性遗传,但母亲在妊娠时未必一定有甲亢。②男女比例约为 1∶2,明显高于成年人 Graves 病甲亢。③缺乏自身免疫的临床表现,如突眼、胫前黏液水肿等,或其他自身免疫的实验室指标,如甲状腺过氧化物酶抗体(thyroid peroxidase antibody,TPOAb)阳性、超声低回声表现、病理见淋巴细胞浸润等。④大部分病例早期表现为甲状腺肿,逐渐出现甲亢的其他表现。⑤甲亢不能自行缓解,患者常有颅骨缝早期融合、前囟突出及智力障碍等后遗症。

18. 儿童型甲亢

儿童甲状腺功能亢进症是多种原因引起机体内甲状腺激素增多导致的以神经、循环、消化等系统兴奋性增加和代谢亢进为主要表现的一组疾病的总称。Graves 病是儿童甲亢最常见的病因。儿童 Graves 病的患病率约为 0.02%。儿童期 Graves 病约占人群 Graves 病总病例的 5% 左右。儿童甲亢的临床表现和成人相似,表现包括多动、震颤、心动过速、面部潮红、心悸、体重下降等,不同的是可能会导致生长加速、骨成熟过早和学业成绩恶化。在健康儿童中,体格检查和超声检查中的甲状腺体积随着年龄的增长而增加,但在儿童 Graves 病中,甲状腺经常呈对称性增大。甲状腺血流增加可能导致震颤或杂音。Graves 病患儿的眼病患病率低于 50%,眼病的程度通常较轻。儿童 Graves 病容易出现诊断延迟,易被误诊为胃肠、呼吸或心脏疾病。此外,儿童 Graves 病易合并其他自身免疫性疾病,如 1 型糖尿病、乳糜泻、白癜风。

19. 妊娠期甲亢

Graves 病是妊娠期甲状腺毒症的常见病因。众所周知,Graves 病是一种 TRAb 介导的自身免疫性疾病。在妊娠过程中,免疫系统产生了有选择性的免疫抑制,使母体能够接受胚胎的同种异体移植物。与此同时,这种免疫抑制可以使妊娠过程中的 TRAb 滴度逐渐下降,因此,Graves 病可伴随妊娠进程而得到缓解。妊娠期 Graves 病的症状体征与非妊娠妇女相同。然而,许多症状(如心动过速、失眠、怕热)可能伴随妊娠出现但并非真正存在甲状腺疾病,这增加了临床诊断的困难。如前所述,如患者体重不随妊娠月份而相应增加,或四肢近端肌肉消瘦,或休息时心率在 100 次/min 以上应怀疑甲亢。如血 FT_3、FT_4 升高,TSH<0.5 mU/L 可诊断为甲状腺毒症。如同时伴有眼征、弥漫性甲状腺肿、甲状腺区震颤或血管杂音,血 TSAb 阳性,在排除其他原因所致甲状腺毒症后,可考虑诊断为 Graves 病。

目前对 Graves 病的误诊,最常见的是妊娠一过性甲状腺毒症,又称人绒毛膜促性腺激素(human chorionic gonadotropin,HCG)相关性甲状腺毒症。HCG 及 TSH 都由 α 和 β 两个亚基构成。尽管 β 亚基不同,但 α 亚基相似,故 HCG 和 TSH 与 TSH 受体结合存在交叉反应,具有刺激甲状腺的作用。当 HCG 分泌明显增多(如绒毛膜癌、葡萄胎、妊娠剧吐、多胎妊娠等)时,可因大量 HCG 刺激 TSH 受体而出现甲状腺毒症,增多的甲状腺激素抑制 TSH 分泌,使血清 TSH 水平降低 20%~30%。该病只发生在妊娠早期,无甲状腺肿,无眼征,FT_4 升高,

TSH 降低，TRAb 阴性，其严重症状表现为妊娠剧吐，其特点为恶心、呕吐、尿酮体阳性以及体重减轻超过 5 kg。多无需治疗，孕 14～18 周甲状腺功能可自行恢复正常。

其他原因引起的妊娠期甲状腺毒症是罕见的，但需要考虑到毒性腺瘤、毒性多结节性甲状腺肿、葡萄胎、绒毛膜癌、亚急性甲状腺炎、卵巢甲状腺肿，以及人为或医源性甲状腺激素过量等。

20. 产后 Graves 病与产后甲状腺炎一样吗?

在产后，人体的免疫系统不再处于免疫抑制状态，而是处于反弹阶段。在产后最初的 6 个月内，TRAb 的水平反弹，甚至高于妊娠期的滴度。这种产后的反弹会引起不同的临床表现，如妊娠期缓解的 Graves 病的复发或恶化，或者产后新发 Graves 病。

产后甲状腺炎(postpartum thyroiditis，PPT)，是指妊娠前甲状腺功能正常的妇女在产后 1 年内出现的甲状腺功能异常。典型病例临床经历 3 期，即甲状腺毒症期、甲减期和恢复期。非典型病例可以仅表现为甲状腺毒症期或者甲减期。PPT 的甲状腺毒症期需与产后发生的 Graves 病甲亢相鉴别，前者通常发生在产后 2～6 个月内，是由于甲状腺组织破坏引起甲状腺激素漏出所致，可自行缓解，常伴 TPOAb、甲状腺球蛋白抗体(thyroid globulin antibody，TGAb)阳性。而 Graves 病甲亢是由于 TRAb 介导的甲状腺自身功能亢进所致。Graves 病甲亢病情较重，可伴有眼征、胫前黏液性水肿。

21. 淡漠型甲亢

该型特点为:①发病较为隐匿;②多见于老年人，尤其是 60 岁以上者;③眼病及高代谢症候群表现较少，多数甲状腺无明显肿大。主要表现为神志淡漠、抑郁、头晕乏力、心悸、食欲减退甚至厌食、腹泻、明显消瘦等，常以某一系统的表现为突出，尤其是心血管和胃肠道症状。由于年迈伴有其他心脏病，不少患者合并心绞痛，甚至发生心肌梗死。心律失常和心力衰竭的发生率可达 50% 以上;体重减轻较明显，甚至出现全身衰竭、恶病质。④血清 TT_4 可以正常，FT_3、FT_4 常增高，TSH 下降或测不出，但 [131]I 摄取率增高。

22. 亚临床甲亢

亚临床甲亢的特点是血 T_3、T_4 正常,但 TSH 降低。患者可能没有甲状腺毒症的临床症状,即使出现,症状也较为轻微、缺乏特异性。本症可能是 Graves 病早期、Graves 病经甲状腺手术或放射性碘治疗后、各种甲状腺炎恢复期的暂时性临床表现,但也可能持续存在,少数可进展为临床甲亢。

23. T_3 型甲状腺毒症?

对于较重的甲亢,TSH 降低到无法检测的水平,同时血清 T_4 和 T_3 明显升高。在病情较轻时,TSH 多<0.01 mU/L,同时 T_3 升高而 TT_4 和 FT_4 正常,我们称之为"T_3 型甲状腺毒症",这种情况通常出现在疾病早期或甲状腺自主功能性腺瘤。碘缺乏地区 12% 的甲亢为 T_3 型甲亢。其发生机制尚不清楚。

24. Graves 病还会并发哪些疾病?

Graves 病是一种器官特异性自身免疫性疾病,其容易合并 1 型糖尿病、红斑狼疮、类风湿关节炎、干燥综合征等其他自身免疫病。

支气管哮喘患者患 Graves 病后,哮喘易患性增加,常因甲亢而诱发哮喘发作,两者之间可能存在某种内在联系(自身免疫性因素或活性氧自由基的致病作用)。另一方面,哮喘可有一些交感神经兴奋、多汗等症状,在哮喘治疗中,一些扩张支气管药物有增快心率和兴奋中枢神经作用,易误诊为甲亢。或将合并存在的甲亢误认为药物不良反应。

甲亢患者可出现幻觉、妄想、抑郁等精神障碍,甚至发生相当典型的精神分裂症症状。精神症状有时可以是甲亢最早表现,易误诊为精神病。其患病率国外报道为 20% ~ 40%,国内报道占 0.7% ~ 15.4%,女性多见。甲亢是情感型精神病(抑郁症和躁狂症)的发病诱因之一。

参考文献

[1]FAHRENFORT J J,WILTERDINK A M, VAN DER VEEN E A. Long-term residual complaints and psychosocial sequelae after remission of hyperthyroidism[J]. Psychoneuroendocrinology,2000,25(2):201-211.

[2]CAULEY J A,CAWTHON P M,PETERS K E,et al. Risk factors for hip fracture in older men:the osteoporotic fractures in men study (MrOS)[J]. J Bone Miner Res,2016,31(10):1810-1819.

[3]HOLM J P,HYLDSTRUP L,JENSEN J B. Time trends in osteoporosis risk factor profiles:a comparative analysis of risk factors,comorbidities,and medications over twelve years[J]. Endocrine,2016,54(1):241-255.

[4] JY N, HAMADA N, INOUE Y, et al. Thyroid-stimulating antibody is related to Graves'ophthalmopathy, but thyrotropin-blinding inhibitor immunoglobulin is related to hyperthyroidism in patients with Graves'disease[J]. Thyroid,2000,10(9):809-813.

[5]葛俊波,徐永健,王辰. 内科学[M].9 版.北京:人民卫生出版社,2018:683.

[6]WEETMAN A P. Graves'disease[J]. N Engl J Med,2000,343(17):1236-1248.

[7]DONALD S M,COOPER D S. The incidence and prevalence of thyroid autoimmunity[J]. Endocrine,2012,42(2):252-265.

[8]BARTALENA L. Diagnosis and management of Graves disease:a global overview[J]. Nat Rev Endocrinol,2013,9(12):724-734.

[9]SUNDARESH V, BRITO J P, WANG Z, et al. Comparative effectiveness of therapies for Graves' hyperthyroidism:a systematic review and network meta-analysis[J]. J Clin Endocrinol Metab,2013,98(9):3671-3677.

[10]BAHN CHAIR R S,BURCH H B,COOPER D S,et al. Hyperthyroidism and other causes of thyrotoxicosis:management guidelines of the American Thyroid Association and American Association of Clinical Endocrinologists[J]. Thyroid,2011,21(6):593-646.

[11]ROSS D S,BURCH H B,COOPER D S,et al. 2016 American Thyroid Association Guidelines for diagnosis and management of hyperthyroidism and other causes of thyrotoxicosis[J]. Thyroid,2016,26(10):1343-1421.

[12]SATOH T,ISOZAKI O,SUZUKI A,et al. 2016 Guidelines for the management of thyroid storm from The Japan Thyroid Association and Japan Endocrine Society (First edition) [J]. Endocr J,2016,63(12):1025-1064.

［13］BARTALENA L,BALDESCHI L,BOBORIDIS K,et al. The 2016 European Thyroid Association/European Group on Graves' Orbitopathy Guidelines for the management of Graves' orbitopathy［J］. Eur Thyroid J,2016,5(1):9-26.

［14］ZHU W,YE L,SHEN L Y,et al. A prospective,randomized trial of intravenous glucocorticoids therapy with different protocols for patients with graves' ophthalmopathy［J］. J Clin Endocrinol Metab,2014,99(6):1999-2007.

［15］中华医学会急诊医学分会,中国医药教育协会急诊专业委员会,中国医师协会急诊医师分会,等.甲状腺危象急诊诊治专家共识［J］.中华急诊医学杂志,2021,30(6):663-670.

［16］MOOIJ C F,CHEETHAM T D,VERBURG F A,et al. 2022 European Thyroid Association Guideline for the management of pediatric Graves' disease［J］. Eur Thyroid J,2022,11(1):e210073.

第三章

甲亢的检查

临床上,遇到下列情况是要想到甲亢的可能:不明原因的体重下降、低热、腹泻、手抖、心动过速、心房颤动、肌无力、月经紊乱、闭经;对疗效不满意的糖尿病、结核病、心力衰竭、冠心病、肝病等;多次测得的血FT_3、FT_4(或TT_3、TT_4)正常,但TSH降低。

甲状腺功能的评估有赖于症状和体征、TH测定、血TSH测定;TSH受体抗体测定对Graves病有早期诊断的意义,对判断病情活动、是否复发亦有价值,也是治疗后停药的重要指标;超声、核素扫描、摄碘率、CT等对甲亢的病因诊断及鉴别有重要意义。

第一节 实验室检查

25. 如何评估甲状腺的功能?

甲状腺的生理功能主要是促进营养物质代谢,调节生长发育,促进能量代谢,提高组织的耗氧量,增加产热。人体正常的甲状腺分泌适量的激素,维持身体的内分泌平衡,当甲状腺激素代谢紊乱时,就会导致甲状腺功能的紊乱,包括甲状腺功能亢进和甲状腺功能减退。评估甲状腺功能包括症状和体征以及血清甲状腺激素(thyroid hormone,TH)、促甲状腺激素(thyroid stimulating hormone,TSH)测定等。

症状和体征:甲状腺功能亢进症,简称甲亢,是甲状腺激素产生或者分泌过多,常累及循环系统、神经系统、呼吸系统的一组临床综合征。甲亢患者的典型症状有怕热、多汗、心悸、多食、消瘦等"高代谢症候群"以及兴奋、急躁、易怒、手颤、失眠等"交感神经兴奋症状"。此外,多数患者还有甲状腺肿大、突眼、胫前黏液性水肿等阳性体征。临床上可通过望、触、听等来了解和掌握患者有关症状和体征。特别要注意患者有不耐热、多汗、易激动、纳亢易饥、腹泻、消瘦、心动过速及眼结膜充血、水肿,甲状腺肿大等症状、体征,在甲状腺部位触及震颤和听到血管杂音,脉压大等支持甲亢的诊断。典型病例经详细询问病史,依靠临床表现即可诊断。

不典型病例,尤其是小儿、老年或伴有其他疾病的轻型甲亢或亚临床型甲亢易被误诊或漏诊。甲状腺功能的评价,常需要借助实验室检查,常用的诊断指标是:TH、TSH 和甲状腺自身抗体。根据临床的需要选择相应的检测指标。不典型甲亢的确诊有赖于甲状腺功能检查和其他必要的特殊检查。总 T_3(total T_3,TT_3)、总 T_4(total T_4,TT_4)、游离 T_3(free T_3,FT_3)和游离 T_4(free T_4,FT_4)增高及 TSH 降低($\leqslant 0.1$ mIU/L)者符合甲亢;仅 FT_3 或 TT_3 增高而 FT_4、TT_4 正常可考虑为 T_3 型甲亢;仅有 FT_4 或 TT_4 增高而 FT_3、TT_3 正常者为 T_4 型甲亢。T_3 型甲亢见于弥漫性、结节或混合性甲状腺肿患者的早期、治疗中或治疗后复发期。临床表现与寻常型相同,但一般较轻。

甲状腺功能的评价,常需要借助实验室检查,常用的诊断指标是:TH、TSH 和甲状腺自身抗体。根据临床的需要选择相应的检测指标。

甲状腺激素的测定：甲状腺激素在甲状腺滤泡上皮细胞内合成，合成后由滤泡细胞将T_3和T_4分泌入血，对于组织正常生长、分化、代谢的调节都发挥着重要的作用。血浆中99%以上的T_3和T_4与血浆蛋白发生可逆性结合，主要和甲状腺激素结合球蛋白（TBG）结合，约占血浆总量0.4%的T_3和0.04%的T_4为游离，所以甲状腺激素是一组碘甲腺原氨酸的总称，包括FT_3、FT_4（或TT_3、TT_4）。其测定大多采用标记免疫的方法直接测定血清中的激素浓度。

（1）血清TT_3、TT_4测定　血清中的T_3和T_4大部分与TBG结合，所以TBG的含量可以影响TT_3和TT_4。如新生儿、急性肝炎、妊娠、服避孕药或雌激素等治疗等情况下，血清TBG增高，TT_4也增高。而当肾病综合征、肝硬化等低蛋白血症，应用雄激素、糖皮质激素、苯妥英钠、水杨酸等药物时可使血清TBG减低，TT_4也降低。TT_3、TT_4测定特异性和精密度均较高。检查所需血量不多，一般$2 \sim 3$ mL血液，与进食关系不大。不受含碘药物，特别是造影剂的影响。操作全程均在体外进行，对人体无辐射影响。

标本类型：血清或血浆。

检测方法：现在主要的测定方法有放射免疫测定法、化学发光免疫分析法和电化学发光免疫测定。以化学发光免疫分析法为例。

TT_3、TT_4检测原理：竞争结合法。

TT_3反应过程：

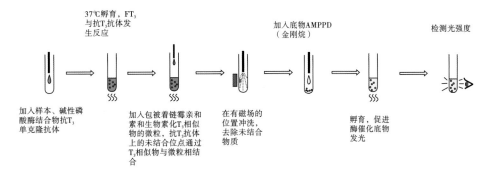

TT_4反应过程：

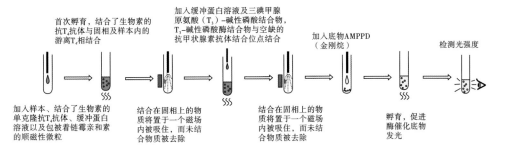

临床意义:TT₃增高是诊断甲状腺功能亢进最灵敏的指标,是诊断 T₃ 型甲亢的特异性指标;TT₃降低多见于甲状腺功能减退;TT₄升高常见于甲状腺中毒症:突眼性甲状腺功能亢进症、无痛性甲状腺炎、亚急性甲状腺炎等;降低常见于甲状腺功能减退症:慢性甲状腺炎、垂体性甲状腺功能减退症、克汀病、碘有机化障碍等。

(2)血清 FT₃、FT₄测定   正常情况下,血浆甲状腺激素结合型和游离型之间存在着动态平衡,但是只有 FT₃、FT₄才能进入到靶细胞发挥作用,并且其含量不受甲状腺结合球蛋白的影响,因此 FT₃、FT₄水平能更真实地反映甲状腺功能状况,在甲亢和甲减的诊断、病情评估及疗效监测方面起着重要的临床参考价值。FT₃在甲亢早期或复发初期最先升高,对甲亢诊断意义大,而 FT₄甲亢时也增高,但甲减时最先降低,对甲减诊断优于 FT₃。

标本类型:血清或血浆。

检测方法:现在主要的测定方法有放射免疫测定法、化学发光免疫分析法和电化学发光免疫测定。以化学发光免疫分析法为例。

FT₃、FT₄检测原理:竞争结合法。

FT₃反应过程:

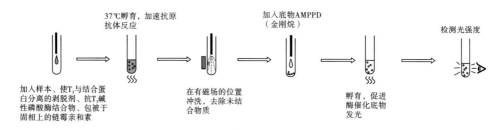

FT₄反应过程:

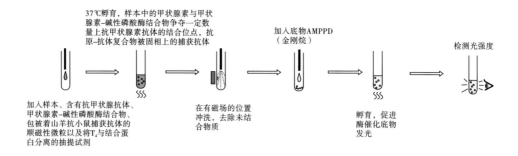

临床意义:增高见于甲状腺功能亢进、甲状腺瘤、甲状腺中毒症;降低见于甲状腺功能减退症、低白蛋白血症、急慢性肾衰竭、肝硬化等。

血清促甲状腺激素的测定:TSH 是腺垂体合成和分泌的一种糖蛋白,相对分子质量约 30 000,由 α 和 β 亚基组成,β 亚基为其功能亚基。甲状腺激素的合成和分泌受下丘脑-垂体-甲状腺轴的调节,血液中甲状腺激素水平的变化,负反馈调节下丘脑促甲状腺激素释放激素和垂体促甲状腺激素的释放。甲状腺激素高时,TSH 低;甲状腺激素低时,TSH 高。所以甲亢时 T_3、T_4、FT_3、FT_4 增高,TSH 降低,甲减时相反。

由于 FT_3、FT_4 水平的微小变化就会带来 TSH 向相反方向的显著变化,因此,TSH 是比甲状腺激素更敏感的指标。TSH 不与血浆蛋白结合,并且测定时干扰因素少,因此国内外均推荐 TSH 为甲状腺功能紊乱的首选筛查项目。

标本类型:血清或血浆。

检测方法:现在主要的测定方法有放射免疫测定法、化学发光免疫分析法和电化学发光免疫测定。以化学发光免疫分析法为例。

检测原理:夹心法。

反应过程:

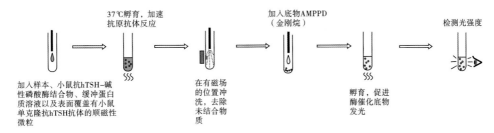

临床意义:血清 TSH 增高见于原发性甲状腺功能减退、伴有甲状腺功能减退的桥本病、TSH 分泌瘤、缺碘性地方性甲状腺肿、艾迪生病(Addison)等疾病。TSH 减低见于原发性甲状腺功能亢进症、皮质醇增多症、TSH 基因突变、活动性甲状腺炎、急性创伤、慢性抑郁症等疾病。

26. TSH 受体抗体的测定有何意义?

TSH 受体抗体(thyrotropin-receptor antibody,TRAb)是一组抗甲状腺细胞膜上 TSH 受体的自身抗体,是一种复合抗体。根据作用机制可以分为刺激型抗体、抑制型抗体和中性抗体 3 类,刺激型抗体可以激活 TSH 受体而引起甲状腺功能亢进,指甲状腺刺激抗体(thyroid stimulating antibody,TSAb);抑制型抗体可以阻断 TSH 和受体的结合而引起甲状腺功能减退,指甲状腺刺激阻断性抗体(thyroid stimulating blocking antibody,TSBAb);中性抗体指甲状腺生长刺激免疫球蛋白。它们可以与 TSH 受体结合,通过刺激作用,诱发毒性弥漫性甲状腺肿(Graves 病),是 Graves 病的重要标志物,阳性率可达 95% 以上。TRAb 测定对于 Graves 病的诊断、治疗及预后评估有着重要的临床价值。TRAb 水平与疾病的活动性相关,长期使用甲状腺拮抗剂治疗的患者,若 TRAb 水平仍然很高,提示有较高的复发风险。

病例 9:

患者袁某某,门诊号:0004928×××,女,35 岁,以"心慌、体重减轻半年"为主诉就诊,于我院查甲状腺超声示:甲状腺体积增大并弥漫性回声改变伴血流信号增多;甲状腺左侧叶实性结节(TI-RADS 分级 3 级);甲状腺双侧叶囊实性结节(TI-RADS 分级 3 级)。甲状腺激素及抗体检查结果见表 3-1-1。

表 3-1-1 甲状腺激素及抗体检查结果

项目	项目中文名称	检验结果	参考范围	单位
FT_3	游离三碘甲腺原氨酸	13.59 ↑	3.28 ~ 6.47	pmol/L
FT_4	游离甲状腺素	49.53 ↑	7.90 ~ 18.40	pmol/L
TSH	促甲状腺激素	0.005 ↓	0.560 ~ 5.910	μIU/L
TPOAb	甲状腺过氧化物酶抗体	130 ↑	0 ~ 34	IU/mL
TGAb	甲状腺球蛋白抗体	13.70	0 ~ 115.00	IU/mL
TRAb	促甲状腺激素受体抗体	13.70 ↑	0 ~ 3.75	IU/L

诊断:1. Graves 病。

2. 甲状腺结节。

27. TSH 受体刺激抗体的测定有何意义?

TSAb 与 Graves 病关系密切,它模拟 TSH 的作用,与 TSH 受体结合,诱导了异常活跃的病理过程,且不受相关轴的调节,引起甲状腺细胞的过度生长、功能增强,导致甲状腺体积肿大、功能亢进,诱发 Graves 病,因此对 Graves 病的诊断有着重要价值。在甲状腺毒症中,TRAb 水平反映了 TSAb 水平。

28.甲状腺抗体都包括哪些?

（1）甲状腺球蛋白抗体（thyroglobulin antibody，TGAb） 是甲状腺滤泡胶质中甲状腺球蛋白的自身抗体，与甲状腺组织的损伤有密切关系，在一定程度上可以帮助检测是否患有甲状腺疾病。健康人 TGAb 为阴性。

（2）甲状腺过氧化物酶抗体（thyroid peroxidase antibody，TPOAb） 是甲状腺激素合成必需的过氧化物酶的自身抗体，与甲状腺组织免疫学损伤密切相关，可辅助诊断桥本病和自身免疫性甲亢；毒性弥漫性甲状腺肿（Graves 病）。

（3）促甲状腺激素受体抗体（thyroid stimulating hormone receptor antibody，TRAb） 是体液免疫 B 淋巴细胞产生的一类针对促甲状腺激素（TSH）受体的特异免疫球蛋白，是诊断 Graves 病的主要指标。TRAb 主要有 3 种抗体亚型，而与甲状腺功能相关的抗体包括 TSH 受体刺激抗体（TSAb）和刺激阻断性抗体（TSBAb）。TSAb 与 TSH 受体结合，促进甲状腺激素合成、甲状腺滤泡细胞增殖。95% 未经治疗的 Graves 病患者 TSAb 阳性。TSAb 激活眼眶成纤维细胞和前脂肪细胞表面 TSH 受体，可致透明质酸合成和脂肪生成增多，引起 Graves 眼病。TSBAb 与 TSH 受体结合，阻断 TSH 对甲状腺滤泡细胞的刺激作用，导致甲状腺功能减退症（甲减）。

目前 TRAb 常用检测方法为第三代竞争性受体分析法（TBII），利用重组人 TSHR 作为抗原，TRAb 单克隆（M22）作为竞争性抗体。TRAb 阳性提示患者体内存在 TSH 受体抗体，但是无法区分 TSAb 和 TSBAb。当甲状腺功能检测提示甲状腺毒症时，通常认为 TRAb 可能是 TSAb。利用双循环化学发光免疫分析方法测定 TSAb，但尚需更多临床证据证明其特异性。

通常 TPOAb 和 TGAb 和 TRAb 联用，用于明确甲亢的病因：TRAb 明显升高，支持 Graves 病的诊断；TPOAb 和 TGAb 属于"破坏性"抗体，会破坏甲状腺滤泡细胞，使甲状腺激素释放增加，这两个抗体显著升高，考虑可能是自身免疫性甲状腺炎（如桥本甲状腺炎）引起的一过性甲状腺毒症；如果 TRAb 与 TPOAb、TGAb 都升高，则可能是桥本甲状腺炎合并 Graves 病。

第二节 影像学检查

29. 超声检查在甲亢的诊治中有何作用?

(1)甲状腺超声诊断格雷夫斯病

格雷夫斯病常规超声表现包括甲状腺肿大、实质回声弥漫性减低;彩色多普勒表现为"火海征",即腺体内片状弥漫分布搏动性五彩闪烁的血流信号;脉冲多普勒可见甲状腺上动脉呈高速低阻湍流频谱。超声检查不仅可以发现甲亢患者甲状腺的大小、血流供应,而且可以发现隐匿性结节,同时可以引导细针穿刺细胞学检查以助明确诊断。

(2)彩超在甲亢术前准备中的应用

甲亢患者在基础代谢率高的情况下进行手术危险性极大,充分做好术前准备是保证手术顺利进行和预防术后甲状腺危象的关键,术前服用碘剂的作用在于抑制蛋白水解酶,减少甲状腺球蛋白的分解,逐渐抑制甲状腺激素的释放控制甲亢症状。碘剂还可以减少甲状腺的血流使腺体缩小、变硬,这样既有利于手术又可以减少并发症的发生。以往甲亢患者术前服碘后 2~3 周手术的选择是根据医生触摸甲状腺大小、硬度的变化及脉率、基础代谢率等指标。而今运用彩超对甲亢患者术前准备前后甲状腺上动脉(STA)的直径、血流及血容量等数据的测定,从根本上解决了甲亢手术时机的选择,并提供了客观依据。

(3)甲状腺超声测量甲状腺体积

甲状腺超声测量甲状腺体积常用三维法。用 L 表示 1 叶甲状腺的长度,W 表示宽度,T 表示厚度面显像(单位均为 cm)。采用下列公式计算出 1 叶的体积:$V = \pi/6 \cdot L \cdot W \cdot T$。2 叶体积之和是甲状腺总的体积,按比重 1.0 计算出甲状腺质量(g)。

(4)甲状腺超声可用于治疗监测

ATD 及 [131]I 治疗过程中,甲状腺超声能为评价甲状腺大小、实质回声、血供及甲状腺组织硬度变化等提供定性及定量指标;联合甲状腺功能检测,还能评价治疗效果,能提高准确性并预测复发风险,指导临床治疗。

ATD 治疗有效主要表现为临床症状好转、体征减轻,甲状腺激素降低或恢复正常;甲状腺超声提示甲状腺变小,血流分级降低,甲状腺上动脉收缩期峰值流速(peak systolic velocity,PSV)降低。[131]I 治疗释放的 β 射线可选择性破坏甲状腺组织,使增生的滤泡上皮细胞变小、部分纤维化,间质血管充血逐渐减轻。[131]I 治疗有效的超声表现包括甲状腺变小、甲状腺上动脉 PSV 降低及内径变小。

（5）超声在诊断甲亢并发症中的作用

1）超声在甲状腺相关眼病诊断中的临床应用

甲状腺相关眼病（thyroid associated ophthalmopathy，TAO），原称为 Graves 眼病，还有称为甲亢性突眼、内分泌和/或浸润性突眼，是 Graves 病最常见的重要甲状腺外表现。超声检查是甲状腺相关眼病（thyroid associated ophthalmopathy，TAO）患者较为经济的筛查及评估手段。超声对于 TAO 的活动度具有一定的提示作用：活动期 TAO，由于存在水肿，超声常常表现为低回声；非活动期 TAO，由于纤维化以及疤痕组织的存在，常常表现为高回声或者等回声。

2）超声在甲亢患者心脏检查中的应用

心脏是甲状腺激素的主要靶器官，过多甲状腺激素作用于心血管系统，可引起心脏结构及功能的改变，最终导致甲状腺功能亢进性心脏病（简称甲亢心），主要表现为心律失常、心脏增大（以左心、右心室增大多见）甚至心力衰竭。随着病程延长，甲亢患者长期在高负荷状态下，心肌耗氧量进一步增加，出现局灶性心肌水肿、坏死，对心室结构和功能造成严重损害。有研究报道单纯甲亢患者左心房储存及收缩功能增强，尚处于代偿阶段，仅管道功能降低；甲亢心患者左心房储存、管道及收缩功能均降低，且管道功能受损可能早于收缩和储存功能减低。

30. 核素扫描在甲亢的诊治中有何作用？

（1）核素扫描诊断甲亢

在彩色多普勒超声检查诊断期间能够将甲状腺腺体的改变显示出来，不断扩张血管，逐渐增加机体血流量，同时表现为弥散性的分布特点。对于甲亢患者来说，在超声血流显像中能够将斑片状彩色血流信号呈现出来，在影像显像的作用下，在临床上基本能够定性诊断甲亢。然而受甲状腺滤泡炎症破坏的影响，部分患者会漏出甲状腺激素，在血液循环中会将假甲亢状态形成，它和甲亢患者均存在血清高甲状腺激素的临床表现，同时会出现机体高代谢症的情况。在超声诊断过程中，此类患者的超声声像和甲亢患者比较相似，所以在临床检查中容易导致误诊情况发生，因此需要利用核医学检查方法对患者进行准确诊断，例如 TRAb 检查、摄 ^{131}I 代谢试验以及甲状腺核素显像等进行辅助诊断。

1）核素甲状腺显像原理及方法

核素甲状腺显像的原理是将能被甲状腺选择性浓聚的放射性核素引入体内，然后通过 SPECT 仪记录放射性核素在甲状腺内的分布图像，从而把甲状腺的位置、形态、大小及整体和局部组织的功能显示出来。碘是合成甲状腺激素的主要原料能被甲状腺摄取和浓聚，$^{99m}TcO_4^-$ 离子的大小和电荷量与 ^{131}I 相似，同样可以被甲状腺摄取，由于甲状腺对锝的摄取仅为吸附作用而不能被有机化,所以$^{99m}TcO_4^-$在甲状腺内的强度真正反映了甲状腺的摄取功能。并且$^{99m}TcO_4^-$在静注后20~30 min即可达到摄取高峰,摄取率低,30 min即可完成检查。因此与摄碘测定相比,摄锝测定对甲状腺的辐射量低(仅为^{131}I的1/1000,^{123}I的1/28),检查时间短(从注射到检查完成仅需约30 min),不受含碘食物或药物影响,影像质量高。因此,目前$^{99m}TcO_4^-$是临床上应用最广泛的甲状腺显像剂。并且有文献报道,甲状腺摄锝比值(甲/本比值)与摄锝率、吸碘率有良好的相关性。

2)显像剂

目前临床上常用的甲状腺显像剂主要有高锝酸盐($^{99m}TcO_4^-$)、^{131}I和^{123}I,其中$^{99m}TcO_4^-$最常用。

3)方法

患者准备:用放射性显像剂时,检查前应停用含碘食物及影响甲状腺功能的药物,检查当日空腹。

显像方法——甲状腺静态显像:$^{99m}TcO_4^-$静脉注射20~30 min后进行显像。常规采集前后位影像,必要时采集斜位或侧位图像。^{131}I显像时,空腹口服^{131}I,24 h后行颈部显像。

(2)图像分析

1)正常图像

正常甲状腺双叶内显像剂分布大致均匀,因甲状腺双叶中部厚、边缘和峡部组织较薄,故图像上边缘及峡部显像剂分布较淡(图3-2-1)。双叶多呈蝴蝶形,可有多种变异形态,甚至一叶或峡部缺如,有时可见锥体叶(图3-2-2)。

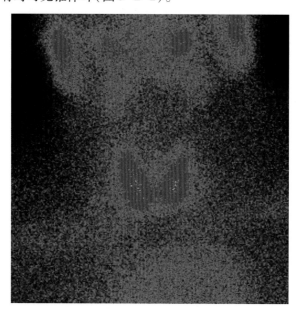

图3-2-1 甲状腺正常图像

甲状腺两叶显像清晰,位置、大小正常,形态完整,放射
性分布基本均匀,未见明显异常放射性分布浓集或减低区。

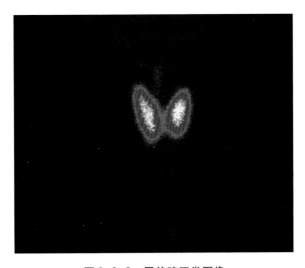

图 3-2-2　甲状腺正常图像

甲状腺显示清晰,位置正常,两叶形态饱满,两叶内放射性分
布弥漫性浓聚且基本均匀,颈部本底低。锥形叶隐约显影。

2)甲亢图像表现

甲亢是由于甲状腺激素分泌过多引起的甲状腺疾病,故甲状腺组织增生,血供丰富,较
正常甲状腺组织集聚显像剂增多造成其独特的甲状腺显像特点,表现为整个甲状腺弥漫性
肿大,甲状腺摄锝功能增强,呈均匀性放射性浓聚(图3-2-3)。

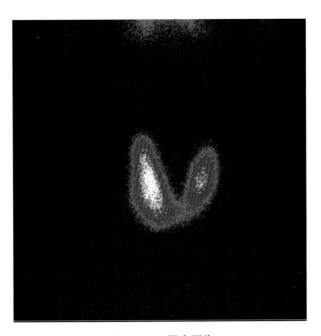

图3-2-3　甲亢图像

甲状腺显示清晰,位置正常,右叶体积增大、形态饱满,右叶
内放射性分布弥漫性浓聚且基本均匀,左叶体积正常,放射性分
布均匀。颈部本底低。

（3）甲状腺核素显像在 Graves 病中的应用

1）甲状腺核素显像估计甲状腺体积

甲状腺核素平面显像计算甲状腺体积的公式为：甲状腺体积（cm^3）= 2 叶甲状腺平均高度（cm）×2 叶正面投影面积（cm^2）×K（K 为常数，介于 0.23～0.32，随显像条件不同而异）。甲状腺核素平面显像易受甲状腺大小、腺体厚度、腺体与周围本底放射性摄取比值等多种因素素的影响。

2）甲状腺自主高功能腺瘤及毒性多结节甲状腺肿与 Graves 病的鉴别诊断

根据甲状腺结节摄取显像剂的情况，可将结节分为 4 种类型，即"热结节""温结节""凉结节""冷结节"。"热结节"指结节部位放射性分布高于周围正常甲状腺组织（图 3-2-4）；"温结节"指结节部位放射性分布等于或接近周围正常甲状腺组织（图 3-2-5）；"凉/冷结节"指结节部位放射性分布低于周围正常甲状腺组织（图 3-2-6）。甲状腺自主高功能腺瘤呈"热结节"，其周围甲状腺组织部分显影或不显影（图 3-2-7），而多结节性毒性甲状腺肿为多发"热结节"或"冷、热结节"（图 3-2-8）。

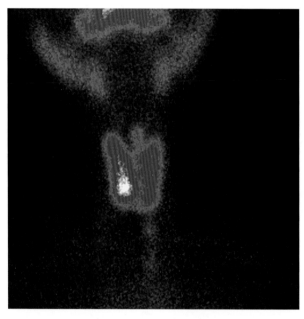

图 3-2-4　甲状腺热结节

甲状腺两叶显像清晰，位置正常。甲状腺右叶下极见放射性分布异常浓聚灶（热结节），余甲状腺右叶组织及左叶影迹淡，放射性分布欠均匀。

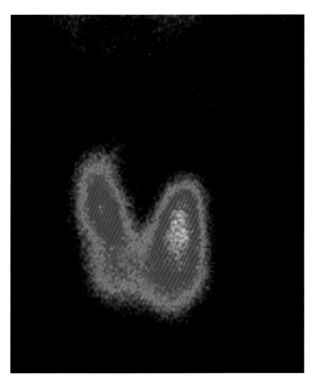

图 3-2-5　甲状腺温结节

　　甲状腺显示清晰,位置正常,两叶体积稍增大。右叶下极放射性分布稀疏(温结节),余右叶甲状腺组织放射性分布浓聚;甲状腺左叶内放射性分布弥漫性浓聚且基本均匀;颈部本底低。

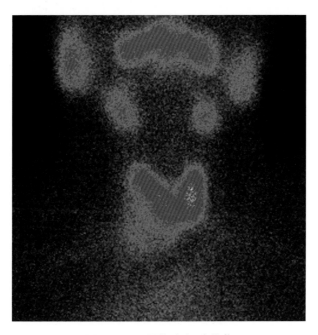

图 3-2-6　甲状腺凉/冷结节

　　甲状腺显示清晰,位置正常。甲状腺右叶体积增大,放射性分布不均匀,中下部外侧见放射性分布稀疏缺损区(甲状腺右叶中下部"凉/冷结节"),余甲状腺右叶放射性分布基本均匀;甲状腺左叶体积正常,放射性分布均匀,未见异常放射性分布稀疏、缺损区及浓聚灶。

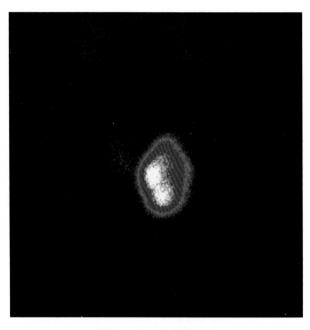

图 3-2-7 高功能腺瘤

甲状腺左叶体积增大,左叶触及结节部位放射性分布不均匀性异常浓聚;余左叶组织及甲状腺右叶未见明显放射性分布。颈本底低。甲状腺左叶"热结节",余左叶组织及甲状腺右叶摄锝功能受抑制。

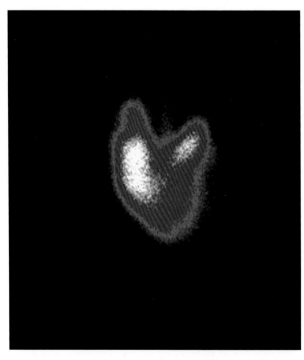

图 3-2-8 结节性甲状腺肿

甲状腺位置正常,体积增大,形态失常,两叶显示异常清晰,两叶内放射性分布稀疏区与浓聚灶交替并存。周围本底低。锥形叶可见显影。甲状腺摄锝功能增强且不均匀,考虑结节性甲状腺肿伴甲亢。

3）甲状腺核素$^{99m}TcO_4^-$显像在Graves病^{131}I疗效评价中的应用

有研究表明甲状腺核素$^{99m}TcO_4^-$显像中甲状腺摄锝率和甲状腺重量是甲亢^{131}I疗效的重要预测因子。近年来甲状腺核素显像被应用于格雷夫斯甲亢^{131}I治疗，不仅可以观察甲状腺的形态学变化，还可以评估甲状腺摄锝功能及甲状腺重量，进而全面评价疗效。

甲状腺摄锝率主要反映甲状腺的摄取功能，在甲亢的诊断和疗效评估中具有重要作用。有研究显示，甲状腺核素显像时，甲状腺对$^{99m}TcO_4^-$的摄取率与血液中T_4、TSH水平有很好的相关性。张丽霞等的研究表明与临床常用的甲亢疗效评价手段血清甲状腺激素、TSH水平及临床症状比较，甲状腺核素显像同样可客观反映甲状腺的功能，还可直接计算甲状腺重量，了解治疗后患者甲状腺解剖学变化，为甲亢^{131}I治疗达到"放射切除"部分甲状腺起到客观佐证，无论对患者还是医务工作者来说都是看得见的疗效。

31. CT/MRI 在甲亢的诊治中有何作用？

一般来说CT或MRI很少用于甲亢的诊断。有研究表明：甲状腺CT值与甲状腺功能之间具有相关关系，甲状腺的CT值可以间接反映甲状腺的功能，CT值降低反映了甲状腺组织的密度减低。Graves病早期，甲状腺出现了功能亢进，此时的甲状腺血流丰富、血流速度加快，而血液的密度要比甲状腺组织的密度低，所以在CT平扫时Graves病患者的甲状腺表现为弥漫性密度减低。在巨大甲状腺切除术前和术后评估方面CT和MRI的作用正在受到重视。在临床工作中MRI不仅能清楚地显示甲状腺的体积以及是否合并结节还可以准确了解甲状腺和周围组织的关系，使外科医生在术前获得详实的资料，帮助制定合适的手术方案。对甲亢合并甲状腺癌的患者MRI在确定颈部淋巴结转移方面要优于CT检查。一部分医生已经开始用CT测定甲亢术后甲状腺的残留量并与术前进行对比以评估手术疗效。

眼部CT和MRI可以排除其他原因所致的突眼，评估眼外肌受累的情况。

第三节　其他检查

32. 什么是基础代谢率?

基础代谢(basal metabolism)是指基础状态下的能量代谢。基础代谢率(basal metabolis rate,BMR)则是指在基础状态下单位时间内的能量代谢。所谓基础状态,是指人体处在清醒、安静、不受肌肉活动、精神紧张、食物及环境温度等因素影响时的状态。甲状腺激素在人体中直接参与物质的新陈代谢,由于甲状腺激素增多,代谢率增加,测定早晨空腹时候的代谢率,可以间接了解甲状腺激素分泌情况。在测定基础代谢率时受试者应在清醒状态,静卧,无肌紧张,至少 2 h 以上无剧烈活动,无精神紧张,餐后 12~14 h,室温保持在 20~25 ℃ 的条件下进行。能量代谢率常以单位时间内单位表面积的产热量为单位,即用 $kJ/(m^2 \cdot h)$ 来表示。人的体表面积可用 Stevenson 公式进行测算,即体表面积(m^2) = 0.0061 × 身高(cm)+0.0128×体重(kg)-0.1529。通常采用简化的能量代谢测定法,即将非蛋白呼吸商视为0.82,与之相对应的氧热价为 20.20 kJ/L,因此,只需测定受试者在基础状态下一定时间内的耗氧量和体表面积,即可计算出基础代谢率。

在临床上评价基础代谢率时,通常将实测值和正常平均值(表3-3-1)进行比较,采用相对值来表示,即基础代谢率(相对值) $= \dfrac{(实测值-正常平均值)}{正常平均值} \times 100\%$。

表 3-3-1　国人正常的基础代谢率平均值[$kJ/(m^2 \cdot h)$]

性别	年龄/岁						
	11~15	16~17	18~19	20~30	31~40	41~50	51 以上
男性	195.5	193.4	166.2	157.8	158.6	154.0	149.0
女性	172.5	181.7	154.0	146.5	146.9	142.2	138.6

正常范围为(相对值±15%);相对值超过20%时,说明可能是病理性变化。在临床上发现很多疾病都伴有基础代谢率的改变,特别是甲状腺功能障碍,基础代谢率可发生明显的变化。当甲状腺功能减退时,基础代谢率可比正常值低20% ~40%;而甲状腺功能亢进时,基础代谢率可比正常值高25% ~80%。

33. 甲状腺摄碘率在甲亢的诊治中有何作用?

甲状腺具有选择性摄取和浓聚碘能力,其摄取碘的速度和数量以及碘在甲状腺的停留时间取决于甲状腺的功能状态。^{131}I与稳定碘(^{127}I)具有相同的生化性质,但^{131}I具有放射性,能释放 γ 射线。引入体内后,用甲状腺功能探测仪测定甲状腺部位的放射性计数率,计算甲状腺摄^{131}I率可评价甲状腺的功能状态,即甲状腺摄^{131}I试验。其方法如下:①受试者准备:停服含碘的食物、药物以及影响甲状腺功能的药物2 ~6 周。②检查方法:受检者空腹口服^{131}I溶液74 ~370 kBq(2 ~10 μCi),服药后继续禁食1 ~2 h。在服药后2、4、24 h(或3、6、24 h)分别测量甲状腺部位的放射性计数。测量前先测定室内本底的计数及标准源计数。用以下公式计算甲状腺摄^{131}I率:

$$甲状腺摄^{131}I率=\frac{甲状腺部位计数率(cpm)-本底计数率(cpm)}{标准源计数率(cpm)-本底计数率(cpm)}\times100\%$$

由于不同地区、不同时期饮食中含碘量不同,以及测量仪器和方法的不同,甲状腺摄^{131}I率的正常参考值有较大差异。各地区应建立自己的正常参考值。正常人甲状腺摄^{131}I率随时间逐渐上升,24 h达高峰。一般来说,女性多高于男性,儿童及青少年较成人高,且年龄越小越明显。

甲状腺摄碘率可以辅助诊断及鉴别诊断甲亢病因:甲状腺功能亢进类型的甲状腺毒症^{131}I摄取率增高;非甲状腺功能亢进类型的甲状腺毒症^{131}I摄取率降低。甲状腺摄碘的速度、数量和碘在其内的代谢速率与甲状腺功能状态密切相关。通过观察24 h内甲状腺摄^{131}I率的整体变化规律,可用于判断甲状腺疾病(图3-3-1)。大多数甲亢患者的甲状腺摄^{131}I率增高,且部分患者可见摄^{131}I高峰提前;甲减时,曲线上各个时间点的摄^{131}I率均低于正常参考值的下限,且高峰延迟出现;地方性甲状腺肿表现为各个时间点摄^{131}I率均高于正常值,但无高峰前移;急性或亚急性甲状腺炎,甲状腺摄^{131}I率明显降低,而血清中甲状腺激素水平增高,出现摄^{131}I率与血清甲状腺激素水平的分离现象。

甲状腺摄碘率可以测定甲状腺摄^{131}I率和半衰期,为估算^{131}I治疗甲亢的剂量提供依据。

甲状腺摄碘率可以预测 Graves 病^{131}I疗效。

有研究结果表明,24 h 摄碘率越高,^{131}I 治疗效果越差,其甲减发生率越低。究其原因主要是:①剂量计算公式中,摄碘率与剂量成反比,甲状腺摄碘率越低,治疗剂量越高,反之则治疗剂量越低;②24 h 甲状腺摄碘率越高,说明甲状腺功能越亢进,^{131}I 在甲状腺内转换效率越高,代谢越快,甲状腺组织细胞增生越明显,质地更坚韧,抵抗电离辐射的能力越强。

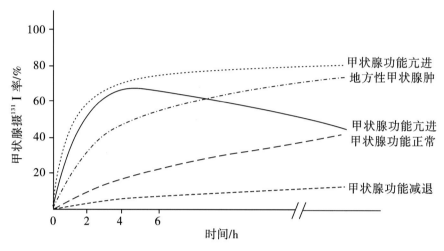

图 3-3-1 正常及常见甲状腺疾病摄^{131}I 曲线示意图

34. 什么是 TRH 兴奋试验?

TRH 兴奋试验,是利用促甲状腺激素释放激素(TRH)具有兴奋腺垂体(垂体前叶)合成分泌 TSH 的作用,当给受试者外源性 TRH 后,连续取血观察血清中 TSH 浓度的变化,可以反映垂体对 TRH 的反应能力。用于评价下丘脑-垂体-甲状腺轴的调节功能。促甲状腺激素释放激素兴奋试验是根据静脉注射 TRH,正常人 TSH 水平较注射前升高而甲亢 TSH 分泌反应被抑制或者反应降低。

正常值正常人 TSH 水平较注射前升高 3 ~ 5 倍,高峰出现在 30 min,并且持续 2 ~ 3 h。原发性甲减基础值增高,TRH 刺激后 TSH 呈过度反应,峰值可达基础值的 5 倍。继发性甲减(垂体性)基础值水平不能测得,TRH 刺激后几乎无反应。下丘脑性甲减时表现为延迟反应,即 TSH 峰值在 60 min 或 90 min 时出现。甲状腺功能亢进时对 TRH 无反应。

参考文献

[1]华彬,韦军民.原发性甲状腺功能亢进的诊治进展[J].中国实用外科杂志,2006,26(7):541-543.

[2]邵华强,张晨晨,管琳,等.桥本氏甲状腺炎与弥漫性甲状腺肿的超声特点及其中医证型分析[J].中国中西医结合影像学杂志,2014,12(5):452-454.

[3]杜岚,王萍.彩色多普勒超声对桥本氏甲状腺炎与Graves病鉴别诊断的价值[J].中国病案,2012,13(6):70-72.

[4]HEGEDÜS L. Thyroid ultrasound[J]. Endocrinol Metab Clin North Am,2001,30(2):339-360.

[5]宫东尧,马汝镇,田兴松,等.甲亢术前服碘方法的改进[J].山东医药,1995,35(6):18.

[6]李庆,周定中,龙农,等.彩超联合检查指导甲亢手术的临床研究[J].湘南学院学报:医学版,2007,9(1):35-36.

[7]TURCIOS S,LENCE-ANTA J J,SANTANA J L,et al. Thyroid volume and its relation to anthropometric measures in a healthy cuban population[J]. Eur Thyroid J,2015,4(1):55-61.

[8]付茗,张群霞.甲状腺超声诊疗格雷夫斯甲亢应用进展[J].中国医学影像技术,2020,36(6):928-931.

[9]萧乐成,李春苑,徐建星,等.高频超声在抗甲状腺药物治疗甲亢疗效评价中的应用[J].中国实用医药,2013,8(13):174-175.

[10]ROSS D S,BURCH H B,COOPER D S,et al. 2016 American Thyroid Association Guidelines for diagnosis and management of hyperthyroidism and other causes of thyrotoxicosis[J]. Thyroid,2016,26(10):1343-1421.

[11]黄江涛.彩超检测甲状腺上动脉对Graves病[131]I治疗效果的评估作用[J].标记免疫分析与临床,2015,22(5):411-413.

[12]赵兴业,谭建,王澎.彩色多普勒血流分析对[131]I治疗Graves病疗效评价的价值[J].医学影像学杂志,2017,27(9):1668-1670.

[13]PÉREZ-LÓPEZ M,SALES-SANZ M,REBOLLEDA G,et al. Retrobulbar ocular blood flow changes after orbital decompression in Graves' ophthalmopathy measured by color Doppler imaging[J]. Invest Ophthalmol Vis Sci,2011,52(8):5612-5617.

[14] YANIK B,CONKBAYIR I,ACAROGLU G,et al. Graves' ophthalmopathy:comparison of the Doppler sonography parameters with the clinical activity score[J]. J Clin Ultrasound, 2005,33(8):375-380.

[15] YUE W S,CHONG B H,ZHANG X H,et al. Hyperthyroidism-induced left ventricular diastolic dysfunction:implication in hyperthyroidism-related heart failure[J]. Clin Endocrinol(Oxf),2011,74(5):636-643.

[16] 高帆,袁建军,牛瑜琳,等.甲状腺功能亢进性心脏病与单纯甲状腺功能亢进症患者左心房容积及功能的实时三维超声对照研究[J].中华超声影像学杂志,2021,30(9): 764-771.

[17] 陈传志,刘国洋,刘家利,等.核医学诊断原发性甲亢临床价值分析[J].临床医药文献电子杂志,2020,7(41):137+156.

[18] 章英剑,邵鹏,王俊玲,等.用^{99m}Tc过锝酸盐甲状腺/本底比值快速诊断甲状腺功能亢进[J].核技术,1994(11):672-676.

[19] 中华医学会核医学分会.^{131}I治疗格雷夫斯甲亢指南(2021版)[J].中华核医学与分子影像杂志,2021,41(4):242-253.

[20] WANG H K,YU D Y,TAN Z Y,et al. Estimation of thyroid volume from scintigraphy through 2D/3D registration of a statistical shape model[J]. Phys Med Biol, 2019, 64(9):095015.

[21] HOU H F, HU S, FAN R, et al. Prognostic value of ^{99m}Tc-pertechnetate thyroid scintigraphy in radioiodine therapy in a cohort of Chinese Graves' disease patients:a pilot clinical study[J]. Biomed Res Int,2015,2015:974689.

[22] 金仲慧,毛远,陈曼,等.甲状腺显像归一化分析在^{131}I治疗Graves甲亢中的价值[J]. 中华核医学与分子影像杂志,2012,32(4):273-276.

[23] RAMOS C D,ZANTUT-WITTMANN D,TAMBASCIA M A,et al. Thyroid suppression test with L-thyroxine and ^{99m}Tc pertechnetate[J]. Clin Endocrinol(Oxf),2000,52(4): 471-477.

[24] 张丽霞,王晓明,陈金燕,等.甲状腺核素^{99m}Tc$^mO_4^-$显像在GD甲亢^{131}I疗效评价中的应用研究[J].浙江医学,2016,38(21):1749-1750+1755.

[25] 郝士丹,张景义,康向辉.Graves病早期CT诊断初探[J].医学信息:中旬刊,2011,24 (7):3155-3156.

[26] 庄奇新,顾一峰,王皖,等.甲状腺癌的CT和MRI诊断[J].中国医学计算机成像杂志,2000,6(6):386-388.

[27] 朱大年,王庭槐.生理学[M].8版.北京:人民卫生出版社,2015:227-228.

［28］王荣福,安锐.核医学［M］.9 版.北京:人民卫生出版社,2018:160-161.

［29］陈薏帆,朱玉春,周伟,等.甲状腺摄碘率和^{99}Tc^{m} 显像对 Graves 甲亢^{131}I 治疗疗效的分析［J］.中国医师杂志,2021,23(10):1528-1532.

［30］STACHURA A,GRYN T,KAŁUŻA B,et al. Predictors of euthyreosis in hyperthyroid patients treated with radioiodine ^{131}I(－):a retrospective study［J］.BMC Endocr Disord,2020,20(1):77.

［31］刘苑红,蒋宁一.24 小时甲状腺摄碘率对甲亢患者^{131}I 治疗效果的相关性研究［J］.中国医药科学,2018,8(13):231-233.

［32］王利强,郄永强,徐尚福,等.甲状腺功能异常者摄碘率与血液中 NIS-Ag 甲状腺过氧化物酶的相关性研究［J］.中国现代医学杂志,2019,29(13):113-118.

第四章

甲亢的病因诊断与鉴别

完整的内分泌疾病的诊断应包括功能诊断、病理诊断和病因诊断3个方面。临床中所见的甲状腺毒症不一定是甲状腺功能亢进,造成甲状腺功能亢进的病因也不只有Graves病。本章介绍了Graves病的诊断、甲状腺毒症的鉴别、Graves病与非Graves病性甲亢的鉴别,以及Graves病与非甲亢性疾病的鉴别。

第一节 Graves 病的诊断

35. Graves 病的诊断原则和程序是什么?

完整的内分泌疾病的诊断应包括功能诊断、病理诊断(病变的性质和部位)、病因诊断 3 个方面。Graves 病是甲亢最常见的病因,甲亢是甲状腺毒症的一种类型。考虑的以上 3 个方面,Graves 病的诊断程序是:甲状腺毒症的诊断→确定甲状腺毒症是否来源于甲状腺功能 亢进症→确定引起甲状腺功能亢进的原因。

甲状腺毒症的诊断有赖于神经、循环、消化等系统兴奋性增高和代谢亢进的临床状态以及血清 TSH 和甲状腺激素水平的测定。

甲亢的诊断条件:①高代谢症状与体征;②甲状腺肿大;③甲状腺功能检查,TSH 降低,FT_3、FT_4 正常或升高。需要注意一些特殊类型的甲亢,比如淡漠型甲亢、甲状腺无肿大的甲亢患者、T_3 型甲亢等;也要注意排除非甲状腺功能亢进类型的甲状腺毒症。

Graves 病的诊断应先排除其他原因所致的甲亢,再结合患者有眼征、弥漫性甲状腺肿、血 TSAb 阳性等诊断为 Graves 病。Graves 病的诊断程序包括:①甲亢诊断确立;②甲状腺弥漫性肿大(触诊和 B 超证实),少数病例可以无甲状腺肿大;③眼球突出和其他浸润性眼征;④胫前黏液性水肿;⑤TRAb、TSAb、TPOAb、TGAb 阳性。①②为必备条件,③④⑤为辅助条件。TPOAb、TGAb 虽然不是本病致病性抗体,但是可以交叉存在,提示本病的自身免疫病因。

病例 10:

患者某某,住院号 823×××,女,45 岁,以"乏力、心悸、消瘦 4 个月余"为主诉入院。4 个月余前无明显诱因出现乏力、心悸,伴间断失眠、易激,多食、腹泻、消瘦,体重减轻 7 kg,无恶心、呕吐、咳嗽、咳痰、腹痛等症状,遂就诊于我院,查体:心率 102 次/min,甲状腺 Ⅰ 度肿大,弥漫性、质韧、无压痛,上、下极可触及震颤,闻及血管杂音;甲功六项(表 4-1-1)示:FT_3、FT_4、TGAb、TRAb、TPOAb 明显增高,TSH 明显

降低;摄碘率(表4-1-2)显著提高,高峰前移;彩超(图4-1-1)及甲状腺静态显像
(图4-1-2)提示:符合甲亢的声像图改变;根据上述检验检查,考虑 Graves 病。

表4-1-1　甲功六项

项目	项目中文名称	检验结果	异常标志	参考范围	单位
FT₃	游离三碘甲腺原氨酸	19.9	H↑	成人3.1~6.8	pmol/L
FT₄	游离甲状腺素	82.6	H↑	成人12.0~22.0	pmol/L
TSH	促甲状腺激素	<0.005	L↓	成人0.270~4.200	μIU/mL
TGAb	甲状腺球蛋白抗体	>4000	H↑	0~115	IU/mL
TRAb	促甲状腺激素受体抗体	7.88	H↑	0~3.75	IU/L
TPOAb	甲状腺过氧化物酶抗体	477	H↑	0~34	IU/mL

表4-1-2　甲状腺摄碘率　　　　　　　　　　　　　　　　　　单位:%

时间/h	摄碘率	参考范围
2	49.4	8.0~25.0
4	82.1	13.0~37.0
24	77.6	25.0~60.0

结果提示:甲状腺^{131}I 摄取率显著提高,高峰前移。

超声描述:

　　双侧叶甲状腺体积增大,形态饱满,表面光滑,包膜完整,内部回声不均匀,回声增强
增粗,部分呈结节样改变;CDFI:内部血流信号丰富,呈火海症。

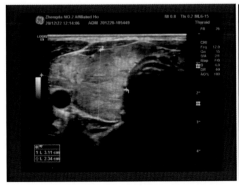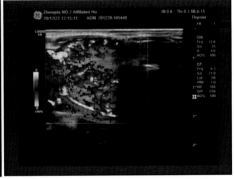

图4-1-1　彩超

超声提示:

> 双侧甲状腺符合甲亢的声像图改变。

影像检查所见:

> 静脉注射显像剂 30 min 后,取前后位行甲状腺显像。
>
> 图像(图 4-1-2)示:甲状腺显影异常清晰,双叶位置正常,形态饱满,体积增大,两叶放射性分布弥漫性异常聚集(以右叶为著),但基本均匀,颈部本底低。

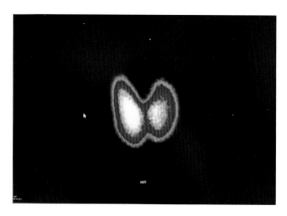

图 4-1-2　甲状腺静态显像

影像检查结论:

> 甲状腺两叶肿大伴摄锝功能弥漫性增强(以右叶为著),符合甲亢改变。

　　典型病例经详细询问病史,结合高代谢症状和体征、甲状腺肿大、甲状腺功能及抗体检查,触诊及 B 超等检查结果即可诊断。但不典型病例,尤其是小儿、老年人或伴有其他疾病的轻型甲亢或亚临床型甲亢病例易被误诊或漏诊,需进行相关检验检查确定诊断。在临床上,对不明原因的体重下降、低热、腹泻、手抖、心动过速、心房颤动、肌无力等症状均应考虑甲亢的可能。

病例 11：

患者某某,住院号 812×××,女,22 岁,患者以"失眠、多汗 3 周"为主诉。3 周前无明显诱因下出现失眠、多汗,伴心悸、手颤,多食易饥、腹泻,于我院门诊就诊,查体:心率 111 次/min,甲状腺Ⅰ度肿大,质地中等,无压痛,可触及震颤及血管杂音,胫前黏液性水肿;甲功六项(表 4-1-3)提示:FT_3、FT_4、TGAb、TRAb、TPOAb 明显增高、TSH 明显降低;甲状腺彩超(图 4-1-3)及静态显像(图 4-1-4)提示:符合甲亢改变;诊断为 Graves 病。

表 4-1-3　甲功六项

项目	项目中文名称	检验结果	异常标志	参考范围	单位
FT_3	游离三碘甲腺原氨酸	17.01	H↑	成人 3.10～6.80	pmol/L
FT_4	游离甲状腺素	45.62	H↑	成人 12.00～22.00	pmol/L
TSH	促甲状腺激素	<0.005	L↓	成人 0.270～4.200	μIU/mL
TGAb	甲状腺球蛋白抗体	119	H↑	0～115	IU/mL
TRAb	促甲状腺激素受体抗体	3.96	H↑	0～3.75	IU/L
TPOAb	甲状腺过氧化物酶抗体	92	H↑	0～34	IU/mL

超声描述：

左、右侧叶甲状腺切面大小分别为 51 mm×19 mm×18 mm,54 mm×21 mm×20 mm,峡部厚度约 4.8 mm;双侧甲状腺体积增大,形态饱满,表面光滑,包膜完整,内部回声增粗,分布不均匀,可见片状低回声;CDFI:内血流信号未见明显异常。

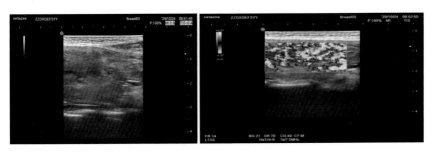

图 4-1-3　彩超

超声提示：

符合甲亢声像图改变，建议结合甲功。

影像检查所见：

静脉注射显像剂 30 min 后，取前后位行甲状腺显像。

图像（图 4-1-4）示：甲状腺显影异常清晰，双叶位置正常，形态完整，两叶内放射性分布弥漫性异常浓聚。颈部本底低。

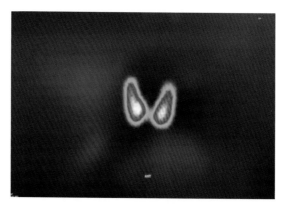

图 4-1-4　甲状腺静态显像

影像检查诊断：

甲状腺两叶摄锝功能弥漫性增强，符合甲亢改变。

甲亢是一组临床综合征，病因有 Graves 病、多结节性毒性甲状腺肿、甲状腺高功能腺瘤等；Graves 病占 85%。甲亢的诊断标准需满足高代谢体征，甲状腺肿大，甲功三项示 FT$_3$、FT$_4$ 增高、TSH 降低。而 Graves 病除了甲亢诊断成立以外，同时必须具备甲状腺的弥漫性肿大，辅助诊断为眼球突出或者是胫前黏液性水肿、TRAb 阳性，方可确定诊断。

第二节 甲状腺毒症的鉴别

36. 如何鉴别甲亢所致的甲状腺毒症与破坏性甲状腺毒症?

甲亢所致的甲状腺毒症包括毒性弥漫性甲状腺肿(Graves 病)、多结节性毒性甲状腺肿、甲状腺自主高功能腺瘤(Plummer 病)、碘甲亢、桥本甲状腺毒症、新生儿甲状腺功能亢进症、滤泡状甲状腺癌、妊娠—过性甲状腺毒症、垂体 TSH 腺瘤等。破坏性甲状腺毒症有亚急性甲状腺炎、无症状甲状腺炎等。两者均有高代谢表现、甲状腺肿和血清甲状腺激素水平升高,而病史、甲状腺体征和^{131}I 摄碘率是主要的鉴别手段。Graves 病所致的甲状腺毒症表现为:TRAb 阳性;甲状腺摄碘率明显增加且高峰前移;破坏性甲状腺毒症表现为 TRAb 阴性,甲状腺摄碘率正常或明显下降。

病例 12:

患者曹某某,住院号:000459×××,女,53 岁,以"双侧颈部疼痛 1 个月、发热 2 d"为主诉入院,于外院查甲状腺彩超:甲状腺左侧叶弥漫性回声改变,考虑亚甲炎。收入我院查甲状腺彩超:甲状腺体积大并弥漫性回声改变(请结合实验室检查),甲状腺双侧叶多发片状低回声区(考虑亚甲炎),双侧颈部多发肿大淋巴结(考虑反应性)。C 反应蛋白、红细胞沉降率增高,摄碘率降低,甲状腺激素及抗体检查见表 4-2-1。

诊断:亚急性甲状腺炎。

表 4-2-1 甲状腺激素及抗体检查

项目	项目中文名称	检验结果	参考范围	单位
FT₃	游离三碘甲状腺原氨酸	12.57 ↑	3.28 ~ 6.47	pmol/L
FT₄	游离甲状腺素	63.00 ↑	7.90 ~ 18.40	pmol/L
TSH	促甲状腺激素	0.010 ↓	0.560 ~ 5.910	μIU/L
TPOAb	甲状腺过氧化物酶抗体	20.10	0 ~ 34.00	IU/mL

续表 4-2-1

项目	项目中文名称	检验结果	参考范围	单位
TGAb	甲状腺球蛋白抗体	20.30	0~115.00	IU/mL
TRAb	促甲状腺激素受体抗体	<0.80	0~1.75	IU/L
TSAb	甲状腺刺激抗体	<0.10	<0.55	IU/L

病例 13：

患者某某，门诊号 2021×××，女，33 岁，患者以"心慌、手抖 5 个月"为主诉。5 个月前无明显诱因下出现心慌、手抖，伴乏力、怕热，月经不规律，无发热、恶心、呕吐等症状，查体：心率 120 次/min，甲状腺Ⅰ度肿大，弥漫性、质韧、无压痛；甲功六项（表 4-2-2）示：FT_3、FT_4、TGAb、TPOAb 增高，TSH 降低。摄碘率（表 4-2-3）正常；超声（图 4-2-1）示：甲状腺体积增大并实质呈弥漫性不均质改变；考虑为桥本甲状腺炎引起的破坏性甲状腺毒症。

表 4-2-2 甲功六项

项目	项目中文名称	检验结果	异常标志	参考范围	单位
FT_3	游离三碘甲腺原氨酸	10.65	H↑	成人 3.10~6.80	pmol/L
FT_4	游离甲状腺素	35.87	H↑	成人 12.00~22.00	pmol/L
TSH	促甲状腺激素	0.12	L↓	成人 0.27~4.20	μIU/mL
TGAb	甲状腺球蛋白抗体	140	H↑	0~115	IU/mL
TRAb	促甲状腺激素受体抗体	1.60	M	0~3.75	IU/L
TPOAb	甲状腺过氧化物酶抗体	56	H↑	0~34	IU/mL

表 4-2-3 甲状腺摄碘率   单位:%

时间/h	摄碘率	参考范围
2	8.5	8.0~25.0
4	23.1	13.0~37.0
24	43.0	25.0~60.0

结果提示：甲状腺摄碘率正常。

超声所见:

> 左、右侧叶甲状腺切面大小分别为 56 mm×17 mm×19 mm、56 mm×15 mm×19 mm,峡部厚约 4.2 mm;双侧叶甲状腺大小形态正常,表面光滑,包膜完整,内部回声增粗,分布欠均匀,其内未见明显异常回声;CDFI:内血流信号未见明显异常。

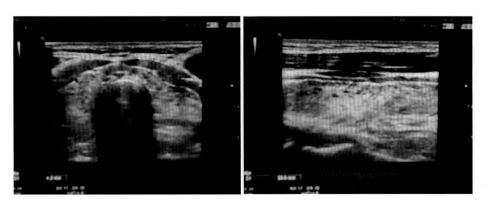

图 4-2-1　彩超

超声提示:

> 双侧甲状腺呈弥漫性不均质改变,请结合甲功。

　　桥本甲状腺炎是慢性淋巴细胞性甲状腺炎的另外一种称呼,这是一种属于良性过程的慢性免疫疾病,得病以后容易引起甲状腺的功能减退,在中老年女性中不少见,男性以及从小到老的各个年龄阶段的人群都可能发生。有些桥本病在患病过程中也有甲状腺毒症表现,是由于甲状腺滤泡细胞被炎症破坏,储存的甲状腺激素过量进入循环引起的。这需要和桥本甲亢以及 Graves 病加以区分。

　　常见的毒性弥漫性甲状腺肿引起的甲亢和桥本甲状腺炎同属于自身免疫疾病,有人认为如果两者同时存在,医学上叫作桥本甲亢,这种情况临床不大常见。

37. 什么是桥本甲亢或桥本甲状腺毒症?

　　桥本甲状腺毒症(Hashitoxicosis),俗称桥本甲亢,其临床表现可与 Graves 病基本相同,具有高代谢症状群、甲状腺肿大,部分病例可有浸润性突眼、胫前黏液性水肿等,在临床上很难与 Graves 病相鉴别。TRAb 也是参与桥本甲亢发病的因素之一，甲状腺毒症的原因可能与自身免疫性甲状腺炎引起甲状腺破坏，甲状腺激素的释放增多有关，也可因存在 TSAb，刺激尚未受到自身免疫性炎症破坏的腺体组织，造成 TH 增加。

桥本甲亢/桥本甲状腺毒症可能是桥本甲状腺炎中的一种特殊类型，也可能是 Graves 病的一种特殊转归，因为患者表现为桥本甲状腺炎伴甲状腺毒症或桥本甲状腺炎与 Graves 病共存，或两者相互演变，甲状腺同时有桥本甲状腺炎及 Graves 病 2 种组织学改变。

值得注意的是桥本甲亢/桥本甲状腺毒症需要与桥本甲状腺炎（破坏性甲状腺毒症）引起的甲状腺毒症鉴别。后者习惯称为"桥本假性甲亢或桥本一过性甲亢"，可能因炎症破坏了正常的甲状腺滤泡上皮，使原储存的甲状腺激素漏入血液循环。甲状腺毒症为其部分的临床表现，但甲状腺活检无 Graves 病表现。

病例 14：

患者某某，住院号 823×××，34 岁，以"颈部肿胀 1 年余，怕热、多汗 1 个月余"为主诉入院。1 年前劳累后出现颈部肿胀，质地坚硬，未在意未就诊；1 个月前无明显诱因出现怕热、多汗，伴间断心慌、乏力，无明显头痛、头晕、多食、消瘦、腹痛、腹泻等症状，遂来我院就诊，查体：心率 123 次/min，甲状腺Ⅰ度肿大、弥漫性、对称、质地较硬、轻压痛；甲功（表 4-2-4）示：FT$_3$、FT$_4$、TPOAb 增高、TSH 降低；甲状腺摄碘率（表 4-2-5）正常；超声（图 4-2-2）示：双侧甲状腺实质呈弥漫不均质改变（桥本可能）；细针穿刺细胞学（FNAC）（图 4-2-3）示：部分滤泡上皮增大，淋巴细胞散在浸润。根据上述病史及上述检验检查，诊断为桥本甲状腺炎。

表 4-2-4　甲功七项

项目	项目中文名称	检验结果	异常标志	参考范围	单位
FT$_3$	游离三碘甲腺原氨酸	11.10	M	成人 3.10 ~ 6.80	pmol/L
FT$_4$	游离甲状腺素	38.25	M	成人 12.00 ~ 22.00	pmol/L
TSH	促甲状腺激素	<0.005	M	成人 0.270 ~ 4.200	μIU/mL
TGAb	甲状腺球蛋白抗体	30.76	M	0 ~ 115.00	IU/mL
TRAb	促甲状腺激素受体抗体	1.56	M	0 ~ 3.75	IU/L
TPOAb	甲状腺过氧化物酶抗体	60.83	H↑	0 ~ 34.00	IU/mL
TG	甲状腺球蛋白	61.00	H↑	1.59 ~ 50.03	IU/mL

表 4-2-5　甲状腺摄碘率 单位:%

时间/h	摄碘率	参考范围
2	19.4	8.0 ~ 25.0
4	35.5	13.0 ~ 37.0
24	57.5	25.0 ~ 60.0

结果提示:甲状腺摄碘率正常。

超声描述:

甲状腺双侧叶大小形态正常,表面光滑,包膜完整,腺体内部回声颗粒增粗,分布不均匀,其内可见偏强及偏低回声交织,呈网格样改变;CDFI:内血流信号未见明显异常。

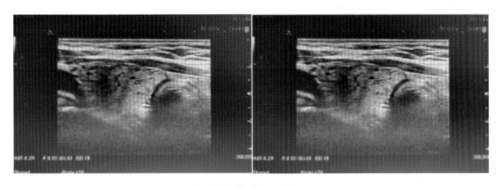

图 4-2-2　彩超

超声提示:

双侧甲状腺实质呈弥漫不均质改变(桥本可能),建议结合甲功。

细针穿刺细胞学结果显示:

可见淋巴细胞聚集。

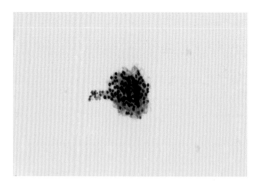

图 4-2-3 细针穿刺细胞学

桥本甲状腺炎是自身免疫性甲状腺炎（autoimmune thyroiditis）中最常见的一种，一般情况下本病早期仅表现为 TPOAb 阳性，可没有临床症状，也可出现比较轻微的甲状腺毒性症状，如怕热、多汗、手抖、心悸等，病程晚期出现甲状腺功能减退的表现。桥本甲状腺炎和 Graves 病引起的甲亢作用机制不同，Graves 病是甲状腺组织合成与分泌更多的甲状腺激素，而桥本甲状腺炎是由于甲状腺滤泡上皮细胞被炎症破坏而致病，当受到体内摄入碘和甲状腺炎症及修复的影响，可以反复出现甲状腺毒症和甲减交替出现。一般这种甲状腺毒性症状比较轻，一般不需要使用抗甲状腺药物治疗，如果症状明显，可以给予相应对症治疗。因为桥本甲状腺炎后期常常会发展为甲状腺功能减退，如果使用抗甲状腺药物治疗，可能会导致甲状腺损伤加重而加速发展成为甲状腺功能减退症。

第三节 Graves 病与非 Graves 病性甲亢的鉴别

38. 甲亢的诊断程序是什么?

Graves 病的诊断应先排除其他原因所致的甲亢,再结合患者有眼征、弥漫性甲状腺肿、血 TSAb 阳性等诊断为 Graves 病。所以甲亢是功能诊断,主要为确诊甲状腺功能是否亢进;下一步为相关病因鉴别诊断。有结节者须与自主性高功能甲状腺结节、多结节性毒性甲状腺肿、毒性腺瘤、甲状腺癌等相鉴别。多结节毒性甲状腺肿和毒性腺瘤患者一般无突眼,甲亢症状较轻,甲状腺扫描为"热"结节,结节外甲状腺组织的摄碘功能受抑制。亚急性甲状腺炎伴甲亢症状者,甲状腺摄碘率减低。慢性淋巴细胞性甲状腺炎伴甲亢症状者,血中自身抗体阳性。高促性腺激素性性腺功能减退症患者,血 HCG 显著升高。碘甲亢者有过量碘摄入史,甲状腺摄碘率降低,可有 T_4、rT_3 升高而 T_3 不高的表现。其他如少见的异位甲状腺肿伴甲状腺毒症、TSH 甲亢及伴瘤综合征性甲状腺毒症等均应逐一排除(可参考第一章第二节甲亢的病因分类)。

(1)据甲状腺摄碘率低下可诊断炎症破坏性"甲亢";破坏性甲状腺毒症的甲状腺功能并不亢进,不属于甲亢范畴。

(2)根据病理表现既有甲亢的甲状腺滤泡上皮增殖性改变,又有淋巴细胞和浆细胞浸润的病理改变,可诊断桥本甲亢。

(3)根据甲状腺功能,FT_3、TT_3 升高,FT_4、TT_4 正常,TSH 降低,可以诊断 T_3 型甲亢。

(4)根据彩超提示结节性甲状腺肿,甲状腺 ECT 扫描,发现甲状腺热结节,可诊断为自主高功能腺瘤。

(5)根据甲状腺功能,FT_3、TT_3 升高,FT_4、TT_4 升高,TSH 升高或不降,可以诊断垂体性甲亢。

(6)碘甲亢是指碘摄入过多,导致甲状腺产生功能自主性甲状腺滤泡上皮细胞,此类细胞逐渐累积最后发展为具有自主功能的腺瘤,合成分泌激素增加,导致甲亢。

(7)妊娠一过性甲状腺毒症不属于 Graves 病范畴。TSAb 和其他甲状腺自身抗体阴性,但血 HCG 显著升高。妊娠一过性甲状腺毒症往往随着血 HCG 浓度的变化而消长,属于一过性,其特点是在妊娠的第 1 个三月后、终止妊娠或分娩后消失。如果甲状腺毒症持续存在,需要考虑妊娠合并甲亢。

(8)如果患者由于甲减、甲状腺癌术后等原因有服用甲状腺素病史,则首先考虑服用外源性甲状腺激素造成的甲状腺毒症,其甲状腺功能也不亢进,也不属于甲亢范畴。

39. 甲亢引起的甲状腺毒症的常见病因有哪些?

当患者缺乏 TAO 和胫前黏液性水肿者时应先排除 Graves 病所致的甲亢。除 Graves 病外,引起甲亢的其他病因很多。伴有甲状腺功能亢进的甲状腺毒症常见病因有甲状腺自主高功能腺瘤、毒性多结节性甲状腺肿,其发病机制与良性肿瘤、功能自主病灶等有关。不常见的原因有异常甲状腺刺激物(绒毛膜上皮癌、葡萄胎、睾丸胚胎瘤等产生 TSH 类似物)、TSH 甲亢、碘甲亢、新生儿甲亢、妊娠—过性甲状腺毒症等。

第四节　Graves 病与非甲亢性疾病的鉴别

40. 非甲亢引起的甲状腺毒症的常见病因有哪些?

　　根据甲状腺的功能类型状态,甲状腺毒症可分为甲状腺功能亢进类型和非甲状腺功能亢进类型。非甲状腺功能亢进类型的甲状腺毒症包括破坏性甲状腺毒症和服用外源性甲状腺激素。由于甲状腺滤泡被炎症(例如亚急性甲状腺炎、无症状性甲状腺炎、产后甲状腺炎等)破坏,滤泡内储存的甲状腺激素过量进入血液循环引起的甲状腺毒症称为破坏性甲状腺毒症。该类型的甲状腺毒症的甲状腺功能并不亢进。不伴有甲状腺功能甲亢的甲状腺毒症的常见病因有寂静性甲状腺炎(包括产后甲状腺炎)、桥本甲状腺炎(包括萎缩性甲状腺炎)、亚急性甲状腺炎、外源性 TH 替代、异位甲状腺激素产生(卵巢甲状腺肿等)、放射性甲状腺炎、药物引起的甲状腺炎(胺碘酮/干扰素)、甲状腺腺瘤梗死等。

病例 15:

　　患者某某,住院号823×××,女,40 岁,以"颈前痛伴发热半月"为主诉入院。半月前熬夜后出现左侧颈前疼痛,肿大、触之质硬,吞咽时疼痛加重,伴间断夜间发热,体温最高可达 39.8 ℃,晨起体温自行下降,伴间断乏力、食欲减退,无明显咳嗽、咳痰、流涕、腹痛、腹泻等症状,自行服用清热解毒药物、头孢类药物(具体不详)治疗,效果差;1 d 前上述症状加重,为求进一步诊疗于我院就诊,检验结果示红细胞沉降率加快,为 110 mm/h。甲功六项(表 4-4-1)示:FT$_3$、FT$_4$水平增高、TSH 明显降低;甲状腺摄碘率降低(表 4-4-2);超声(图 4-4-1)示:双侧甲状腺实质弥漫性不均质肿大;甲状腺静态显像提示亚急性甲状腺炎可能;根据上述检验检查,诊断为亚急性甲状腺炎;细针穿刺细胞学结果见图 4-4-3。

表 4-4-1 甲功六项

项目	项目中文名称	检验结果	异常标志	参考范围	单位
FT₃	游离三碘甲腺原氨酸	14.5	H↑	成人 3.1~6.8	pmol/L
FT₄	游离甲状腺素	51.4	H↑	成人 12.0~22.0	pmol/L
TSH	促甲状腺激素	<0.005	L↓	成人 0.270~4.200	μIU/mL
TGAb	甲状腺球蛋白抗体	23	M	0~115	IU/mL
TRAb	促甲状腺激素受体抗体	2.13	M	0~3.75	IU/L
TPOAb	甲状腺过氧化物酶抗体	13	M	0~34	IU/mL

表 4-4-2 甲状腺摄碘率　　　　　　　　　　　　　　　　　单位:%

时间/h	摄碘率	参考范围
2	5.3	8.0~25.0
4	4.8	13.0~37.0
24	1.5	25.0~60.0

结果提示:甲状腺摄碘率显著低下。

超声描述:

　　左、右侧叶甲状腺切面大小分别为 43 mm×14.8 mm×14.3 mm、45 mm×25.6 mm×23.6 mm,峡部厚度约4.9 mm;双侧甲状腺体积增大,形态饱满,表面光滑,包膜完整,内部回声增粗,分布不均匀,以右侧为主,回声减低,其内未见明显肿块回声;CDFI:内血流信号未见明显异常。

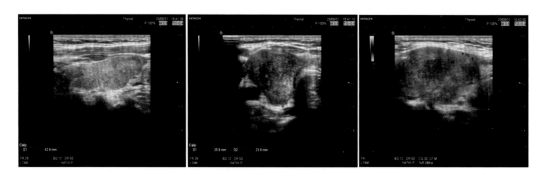

图 4-4-1　彩超

超声提示：

双侧甲状腺实质弥漫性不均质肿大。

影像检查所见：

静脉注射显像剂，30 min 后行前后位甲状腺平面显像。

图像（图4-4-2）示：口腔、双侧腮腺、颌下腺可见放射性聚集（正常分布）；甲状腺位置正常，两叶显像不清晰，两叶放射性分布稀疏且欠均匀，颈部本底增高。

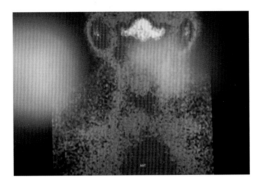

图4-4-2　甲状腺静态显像

影像检查诊断：

甲状腺两叶摄锝功能减低，亚甲炎可能。

细针穿刺细胞学结果显示：

①细胞稀少。②多核巨细胞。③松散的上皮样组织细胞簇。④混合性炎症细胞。

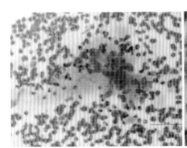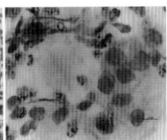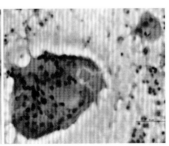

图4-4-3　细针穿刺细胞学

依据典型病史、症状、体征和实验室检查,诊断多无困难,但不典型病例常易误诊,误诊多数由于无典型的临床表现,特别是发热、颈部疼痛作为主要症状出现时、甲状腺功能演变过程情况缺如,而更多表现的是不同质地、不同大小、不同影像学描述的甲状腺结节样改变(注意鉴别片状低回声区)或甲状腺肿,说明该病临床表现的多样化。对不典型病例,只要考虑到本病,应进行相应常规检查,必要时行甲状腺细针穿刺细胞学活检(FNAC)甚至超声引导下粗针穿刺组织学检查,可以提高诊断率,降低误诊率,避免不必要的手术治疗。

病例16:

患者某某,门诊号:2021×××,女,37岁,患者以"甲减3个月余,怕热、多汗2周余"为主诉入院,3个月前无明显诱因出现畏寒、嗜睡、乏力,记忆力减退等症状,至当地医院就诊,查甲功三项异常,诊断为"甲减";院外口服"优甲乐50 μg qd po 晨起空腹",2周前自行增加剂量,后出现怕热、多汗、腹泻,无发热、腹痛、恶心、呕吐等症状,于我院门诊复查甲功(表4-4-3)示:FT_3、FT_4水平增高,TSH水平降低,考虑归属于不伴有甲状腺功能亢进的甲状腺毒症,其病因为外源性TH,其发病机制为药物或食物中TH。

此病例需要与药物引起的甲状腺功能亢进以及药物引起的甲状腺炎加以区别。三者均为非Graves病引起的甲状腺毒症。①此病例的属于外源性TH引起的甲状腺毒症,其甲状腺功能不亢进。②药物引起的甲状腺功能亢进常见病因是碘及含碘药物和放射造影剂所致的碘过多并有甲状腺自主功能或者锂盐引起的甲状腺自主功能,其甲状腺功能是亢进的。③药物引起的甲状腺炎主要指胺碘酮/干扰素所致的贮存的激素释放,其不伴有甲状腺功能亢进。

表4-4-3 甲功三项

项目	项目中文名称	检验结果	异常标志	参考范围	单位
FT_3	游离三碘甲腺原氨酸	15.28	H↑	成人3.10~6.80	pmol/L
FT_4	游离甲状腺素	34.70	H↑	成人12.00~22.00	pmol/L
TSH	促甲状腺激素	0.20	L↓	成人0.27~4.20	IU/mL

优甲乐化学名称为左旋甲状腺素钠片,是治疗甲状腺功能减退症最常用的药物之一,主要成分为左甲状腺素,在人体中转化为较稳定的T_3后再与T_3受体结合,发挥正常的甲状腺激素的作用。优甲乐与正常人体的甲状腺素半衰期相同,在体内半衰期可以到1周,即服用优甲乐并非立即发挥作用,而是逐渐发挥药效、逐渐起作用。因此在复查甲状腺激素功能时,即检查T_3、T_4时,不会受到当天服用优甲乐的影响。

41. 如何鉴别 Graves 病与非甲亢性疾病?

1. 非毒性甲状腺肿

非毒性甲状腺肿无甲亢症状与体征。甲状腺摄碘率增高,但高峰不前移。T_4 正常或偏低,T_3 正常或偏高,TSH 正常或偏高。TRH 兴奋试验反应正常。引起弥漫性甲状腺肿大的其他疾病有慢性甲状腺炎、部分甲状腺癌等,一般不会与 Graves 病混淆。

2. 伴有 TSH 降低的非 Graves 病

除 Graves 病外引起血 TSH 降低的其他临床情况有:①非 Graves 病所致的甲状腺性甲亢 TSH 抑制在 T_3 和 T_4 转为正常后,血 TSH 降低仍可维持数个月左右,此段时间内(如抗甲状腺药物或 ^{131}I 治疗)评价甲状腺功能的最恰当指标是 FT_4。②外源性 TH 引起的甲状腺毒症,血 TSH 降低。③严重的躯体疾病:伴血 TSH 降低的原因有低 T_3 综合征、使用多巴胺或糖皮质激素。④其他:如妊娠、急性精神病、老年人等;也可能为垂体功能减退导致 TSH 下降,表现为 TH 分泌不足,TRAb 阴性,可与 Graves 病鉴别。HCG 相关性甲状腺毒症,也可表现为 TSH 降低,但有孕史,HCG 水平明显升高,可与 Graves 病鉴别。

3. 糖尿病

糖尿病患者也可能表现为消瘦、多食、易饥,与 Graves 病表现类似(尤其是少数甲亢患者糖耐量减低,出现尿糖或餐后血糖轻度升高),但糖尿病患者一般无怕热、心慌、大便异常等,甲状腺功能正常及血糖明显异常等,甲状腺不肿大,甲状腺部位无血管杂音,可与 Graves 病鉴别。

4. 神经精神疾病

神经精神疾病患者也可能出现心悸、多汗、失眠、手颤等类似症状,但一般无多食、易饥、甲状腺肿大及突眼,甲状腺功能检查正常,可与 Graves 病鉴别;需要鉴别的神经精神疾病主要有神经症、更年期综合征、抑郁症等。

5. 心血管疾病

甲亢引起的心动过速、心律失常等症状需与心脏原发疾病进行鉴别,心血管原发疾病一般无明显甲状腺功能异常,而且不伴怕热、消瘦、大便异常等症状,甲亢引起的心衰、房颤对地高辛不敏感,可与 Graves 病鉴别;鉴别的意义在于甲亢对心血管系统的影响显著,而且有些甲亢的症状不典型,比如老年患者,容易误诊为冠心病或者原发高血压,临床降压效果欠佳这应注意排除甲亢。

6. 消化系统疾病

甲亢患者的肠蠕动加快、大便次数增多、腹泻等症状易与消化道原发疾病相互混淆,如:

慢性结肠炎。但甲亢引起的消化系统疾病一般无腹痛、血便、脓液便等,粪便镜检、甲状腺功能检查等可以鉴别。

7. 单侧突眼

单侧突眼需与眶内肿瘤等鉴别,通过甲状腺功能检查、眼球后超声检查、眼眶 CT 或 MRI 等检查可明确诊断。一般来说,女性的浸润性和非浸润性 Graves 眼病的发病率高于男性,但男性不对称性突眼多于女性,非对称性突眼的病情相对不稳定,病变对处于活动期。

8. 一般肌病

骨骼肌疾病有多种病因,可能与自身免疫因素、感染因素、代谢因素及基因突变等有关,而甲亢肌病有明确的甲亢病史,且发病与甲状腺功能亢进有明显关系,甲状腺功能控制后肌病可明显好转。

9. 多汗症

多汗症表现为全身或局部出现异常增多,有原发性和继发性之分,原发性多汗症部分与遗传因素有关,继发性多汗是由各种疾病引起,可通过各种原发性疾病检查及甲状腺功能检查进行鉴别。

参考文献

[1]廖二元,袁凌青.内分泌代谢病学[M].4 版.北京:人民卫生出版社,2019.

[2]陆再英,钟南山.内科学[M].7 版.北京:人民卫生出版社,2008.

[3]刘志民,冯晓云.甲状腺功能亢进症[M].3 版.北京:中国医药科技出版社,2021.

[4]白耀,连小兰.甲状腺功能亢进 310 个怎么办[M].3 版.北京:北京协和医科大学出版社,2015.

第五章

甲亢的非手术治疗

　　Graves 病是一种甲状腺自身免疫病,其特征是产生自身抗体,尤其是促甲状腺激素受体抗体,导致受体激活和随后的甲状腺功能亢进。Graves 病的治疗方式主要包括 3 种:抗甲状腺药物治疗、放射性碘治疗和手术治疗。以上 3 种治疗方法各有利弊,每种治疗方法都有特定的适应证和相关风险。可以说,目前甲亢尚没有十全十美的根治性治疗方法,需要根据患者自身的情况以及意愿选择合适的治疗方法。

第一节 Graves 病的治疗原则

42. 得了甲亢不进行治疗,能自然好转吗?

很多人有顾虑,甲亢是良性疾病还是恶性疾病,得了甲亢能否不去治疗,它自己可以好吗? 其实甲亢是良性疾病,它是可以治愈的。少部分甲亢可以自发缓解,这类患者大多病情轻,甲状腺肿、突眼轻微。而大多数甲亢需要治疗,因为大多数甲亢是 Graves 病,与自身免疫相关,很少会自愈,而且如果不治疗会带来一系列危害,如甲状腺功能亢进性心脏病、甲亢危象、甲亢眼病等,给生活、学习带来非常大的影响。目前治疗方法有 3 种:抗甲状腺药物治疗(antithyroiddrug,ATD)、放射性碘治疗(radioactive iodine,RAI)、手术,目的在于减少甲状腺激素的合成,改善甲亢的症状与体征,垂体-甲状腺轴功能恢复正常。在我们国家最常用是药物治疗。

43. 如何选择甲亢的治疗方案?

对于 Graves 病来说,选择什么治疗方案呢? 有研究对比了 3 种治疗方案,总结了八项研究,涉及五大洲 1400 多名患者,发现 ATD 治疗患者复发率高于 RAI,[比值比(odds ratio,OR)= 6.25;95% 可信区间(95% CI)为 2.40 ~ 16.67]和手术治疗[OR = 9.09;95% CI 为 4.65 ~ 19.23]。ATD 治疗复发率高于 RAI 和手术,详见表5-1-1。可以发现对比 3 种方案:治愈率高的是 RAI 和手术,但是终身甲状腺激素替代治疗概率也是最高的;费用最少的是 ATD;眼病发生率低的是 ATD 和手术。所以,选择什么治疗方案要根据患者的个体化综合评估,包括患者的年龄、病程、甲状腺肿、眼病、依从性、文化程度、经济条件,选择最适合患者的治疗方案。

表5-1-1 3种治疗方法循证医学证据总结

	治愈率/%	原理	副作用	所需费用/美元	恢复时间/周	终身甲状腺激素替代概率/%	随访	眼病
ATD	50~60	抑制甲状腺激素合成和释放	白细胞减少肝损伤	300~400	4~8	0	每年4~8次	少
RAI	90%	以放射性碘破坏部分甲状腺细胞	终身甲减放射性甲状腺炎	4000~5000	12~18	90	每年2~3次	可能加重
手术	95	切除甲状腺部分组织控制甲亢	声音嘶哑甲状旁腺功能减退	30000~40000	立刻	100	1~2年	少

44. 甲亢的治疗方案能更换吗?

甲亢的3种治疗方案在治疗过程中是可以更换的。

ATD治疗中,符合以下几点需停用药物,换用其他2种方案。

(1)药过程中出现严重的不良反应:严重肝损伤、中性粒细胞减少或缺乏者、ANCA相关性血管炎、严重过敏反应。

(2)甲状腺肿大特别明显,尤其有结节者,药物往往难以获得长期缓解。

(3)患者长期服药难以耐受、不能随访观察者。

RAI治疗后,如果复发,可用ATD治疗或再次RAI治疗,但是再次RAI治疗后甲减风险增加。

手术治疗后,如果复发,可继续用ATD治疗。

第二节　Graves 病的药物治疗

45. Graves 病的基础治疗措施包括哪些?

(1)饮食治疗,如忌碘饮食,多食高热量、高蛋白、富含维生素食物。

(2)注意休息,避免过强体力活动,学生尽量减少剧烈运动,精神放松。

(3)小剂量镇静药、交感神经阻滞药帮助患者改善焦虑、紧张等症状。

(4)加强与患者沟通,耐心、详细解释,说明本病可以治愈,增强患者信心。

46. Graves 病药物疗法的优缺点有哪些?

(1)药物疗法的优点

1)疗效肯定,对绝大多数患者有效。

2)不损害甲状腺及周围组织,不引起持久性甲状腺功能减退。

3)比较安全,特殊时期,比如妊娠时可以使用。

4)方便,价廉,不需要特殊设备和条件。

(2)药物疗法的缺点

1)疗程长,一般需要 2 年以上。

2)停药后复发率高。

3)可引起肝损害、粒细胞缺乏等不良反应。

47. 常用的抗甲状腺药物有哪些?

常用的抗甲状腺药物主要分为 2 类:硫脲类的丙硫氧嘧啶(propylthiouracil,PTU)和咪唑类的甲巯咪唑(methimazole,MMI)和卡比马唑(carbimazole,CMZ)。我们目前最常用的是 PTU 和 MMI,二者作用机制是相同的都是抑制甲状腺内的过氧化酶系统,使被摄入到甲状腺细胞内的碘化物不能氧化成活性碘,酪氨酸不能被碘化,同时使一碘酪氨酸和二碘酪氨酸缩合过程受阻而抑制甲状腺激素的合成达到治疗甲亢的目的。

(1) PTU

半衰期较短,血浆半衰期 60 min,所以要求分次给药,6 ~ 8 h 给药 1 次,并且具有在外周组织抑制 T_4 转换为 T_3 的独特作用,所以发挥作用较 MMI 迅速。

(2)MMI

半衰期较长,血浆半衰期 4 ~ 6 h,可以每天单次使用,而且实际效能也强于 PTU,可以使甲功较快恢复正常,而且肝脏毒性弱于 PTU,所以临床最常应用 MMI 来控制甲亢。

但在下述 2 种特殊情况优先选用 PTU:①妊娠 T1 期(1 ~ 3 个月)甲亢;②甲亢危象。

48. 如何确定 Graves 病药物治疗的剂量与疗程?

我们通常把 Graves 病药物治疗过程分为 2 期:治疗期和维持期。

(1)治疗期

一般情况下,抗甲状腺药物初始治疗剂量为:PTU 300 ~ 450 mg/d,MMI 或 CMZ 30 ~ 45 mg/d 分 3 次口服。至症状缓解,血甲状腺激素恢复正常,开始逐渐减量。每 4 ~ 8 周减量 1 次,PTU 每次减 50 ~ 100 mg,MMI 或 CMZ 每次减 5 ~ 10 mg。2016 版美国甲状腺学会(the American Thyroid Association,ATA)指南给予具体分析:如果 FT_4 是正常上限 1 ~ 1.5 倍,起始给予 MMI 5 ~ 10 mg;如果 FT_4 是正常上限 1.5 ~ 2 倍,给予 MMI 10 ~ 20 mg;如果 FT_4 是正常上限 2 ~ 3 倍,给予 MMI 30 ~ 40 mg。但这些粗略的指导方针应该视患者具体情况而定,包括患者的症状、腺体大小、T_3 水平和基础外周血常规以及肝功检测结果。血清 T_3 水平对最初的监测很重要,有些 MMI 治疗的患者 FT_4 水平很正常,但血清 FT_3 水平持续升高,表明存在持续的甲状腺毒症未被有效控制。

(2)维持期

减量至维持甲状腺功能正常的最小剂量后维持治疗 1 年半至 2 年。维持治疗期间每

3~6个月复查甲状腺功能,根据指标适当调整抗甲状腺药物剂量,将甲状腺功能维持在完全正常状态(TSH 在正常范围)。一般总疗程在 2 年以上。

停药指证:TRAb/TSAb 阴性,TSH 正常范围,甲状腺功能亢进症症状消失。但是 50% 停药后会复发,75% 在停药后 3 个月内复发。

49. Graves 病药物治疗的不良反应有哪些?

(1)细胞减少或缺乏

这是抗甲状腺药物治疗最常见且较严重的不良反应,发生率为 0.1% ~0.5%。大部分发生在抗甲状腺药物大剂量治疗最初 2~3 个月内或再次用药 1 个月内。为了避免发生粒细胞缺乏,在早期治疗阶段应每 1~2 周查白细胞 1 次,并同时观察患者有无发热、咽痛等临床症状,当白细胞 $<2.5×10^9/L$,中性粒细胞 $<1.5×10^9/L$ 应考虑停药,并联合升白细胞药物如鲨肝醇,如中性粒细胞 $<0.5×10^9/L$,必须立即停药。如白细胞 $<4×10^9/L$,中性粒细胞 $>1.5×10^9/L$,通常不停药,可减少 ATD 剂量联合升白细胞药物。

由于 ATD 间可能有交叉反应,故禁止使用其他 ATD。

(2)肝损害

1)由 PTU 引起

PTU 引起者多为免疫性肝细胞损害,肝酶升高明显,预后较差。PTU 引起的药物性肝炎发生率为 0.1% ~0.2%,有 30% 转氨酶升高,4% 患者转氨酶可以高达正常上限的 3 倍。最近有报道,PTU 引起的暴发性肝坏死是药物导致肝衰竭第三大原因,起病急,进展迅速,严重者死亡。近年来发现 PTU 可诱发机体产生抗中性粒细胞胞浆抗体(antineutrophil cytoplasmic antibody,ANCA),多数患者无临床表现,仅部分呈 ANCA 相关性小血管炎,有多系统受累表现,如发热、肌肉关节痛及肺、肾受损。

2)由 MMI 引起

MMI 引起的肝损害以胆汁淤积为主,主要发生在大剂量和老年患者,所以 ATD 治疗时要定期监测肝功能,优先选择 MMI 治疗。

(3)皮疹

发生率为 5% 左右,轻度皮疹可给予抗组胺药物,或者换用另外一种 ATD,发生严重皮疹,需要停药,不能换用其他 ATD;选择其他方案:^{131}I 治疗或者手术。

50. 什么是抗甲状腺药物治疗失败?

在治疗甲亢过程中,如果甲亢复发,认为抗甲状腺药物治疗失败。而抗甲状腺药物治疗最主要缺点就是复发率高。复发与疗程长短、TRAb/TSAb 是否阴性、甲状腺大小都有关系。为了降低复发率,在停药之前要认真进行评估,如果甲状腺不大,TRAb/TSAb 阴性,或最后阶段抗甲状腺药物维持剂量很小,停药后复发率低。反之,复发率高,延长疗程可提高治愈率。由于 Graves 病复发率高,所有病例均应系统监测甲状腺功能 1 年:从疗程结束后 3～4 周开始,3 个月监测 1 次甲功。如果患者在停用 ATD 1 年后甲状腺功能仍处于正常状态,则患者进入缓解期。此后,应定期复查,以较早发现甲亢的复发。当复发被证实时,应再次与患者讨论各种选择。如果没有禁忌证、患者同意,大多数情况下应选择根治性放射性碘或手术治疗。

51. Graves 病药物治疗中的辅助药物治疗有哪些?

(1)复方碘溶液

大剂量碘可减少甲状腺充血、抑制甲状腺激素释放,但作用是暂时的,于给药后 2～3 周内症状渐减轻之后症状加重,而且碘的使用会削弱抗甲状腺药物的疗效、延长控制甲亢症状所需要的时间,所以临床仅用于术前准备和甲亢危象。

(2)β 受体阻滞剂

可阻断甲状腺素对心脏的兴奋作用,还可抑制外周组织 T_4 转化为 T_3,主要在甲亢治疗初期使用,以较快改善症状。可与碘剂一起用于术前准备,或 ^{131}I 治疗前后、甲亢危象。对于有些禁忌比如有支气管哮喘、喘息性支气管炎,要选用选择性 β 受体阻滞剂,如美托洛尔、阿替洛尔。

(3)锂盐

碳酸锂可抑制甲状腺激素释放,与碘不同,它不干扰放射碘积聚,对硫脲类药物和碘剂均过敏的患者可给予锂盐 300～450 mg,每 8 h 1 次,以短期控制甲状腺毒症,因为随时间延长,其作用常会消失。另外,锂盐的短期应用延缓甲状腺的碘释放,可作为放射碘治疗的辅助治疗。

(4)地塞米松

地塞米松 8 mg/d,可抑制腺体分泌甲状腺激素,抑制外周 T_4 向 T_3 转化,还具有免疫抑制作用。

52. 甲亢患者在治疗过程中甲减了怎么办?

甲亢患者在抗甲状腺药物治疗过程中会出现甲状腺功能减退(简称甲减),但是很少出现永久性甲减。甲减发生时,患者会有体重增加,动作迟缓及疲劳,水肿,记忆力减退等,TSH升高,FT_4、FT_3降低,这时可以减少抗甲状腺药物剂量或补充甲状腺激素后甲减一般可以纠正。为预防甲减发生,同时避免加重原有突眼,部分医生采用"阻断+替代"方法,即抗甲状腺药物联合甲状腺激素治疗。

第三节 Graves 病的 ^{131}I 治疗

53. 什么是 Graves 病的 ^{131}I 治疗?

Graves 病是一种甲状腺自身免疫病,其特征是产生自身抗体,尤其是促甲状腺激素受体抗体,导致受体激活和随后的甲状腺功能亢进。Graves 病的治疗方式主要包括 3 种:抗甲状腺药物治疗、放射性碘治疗或甲状腺切除手术。每种治疗方法都有特定的适应证和相关风险。^{131}I 治疗甲亢在我国已经有 60 余年的历史,也是世界上公认的有效方法之一,该方法简单、经济、治愈率高,且目前尚无明确的致畸、致癌等报道。然而,目前良好的前瞻性试验也较少,关于适应证、最佳剂量和副作用的问题仍无确定结论。

^{131}I 具有与我们平时饮食中的碘元素相同的化学性质,可以被甲状腺细胞摄取。电离辐射的细胞效应会导致基因损伤、突变或细胞死亡。辐射造成的 DNA 损伤是通过直接作用、分子键断裂或自由基形成间接介导的,从而导致甲状腺功能减退和(或)甲状腺体积缩小。^{131}I 进入人体后大部分蓄积在甲状腺内,通过对甲状腺组织的辐射作用破坏一定数量的甲状腺滤泡细胞,减少甲状腺激素的合成,从而达到治疗目的。^{131}I 被甲状腺组织摄取后会放出 γ 和 β 射线,起治疗作用的 β 射线占 90% 以上,其在组织内的射程最大仅为 2.2 mm,对周围组织和器官的影响很小或几乎没有影响。因此,^{131}I 治疗是治疗甲亢的一种较安全、有效的方法。

2016 年版美国甲状腺协会(American Thyroid Association, ATA)指南强调了患者价值观可能影响 Graves 病治疗的选择。最近的研究报道显示,近年来,Graves 病的严重程度变得更加温和,从而改变了治疗方法,使得 ATD 使用更频繁。例如,在美国,^{131}I 治疗甲亢一直是最受欢迎的治疗方式,但近年来出现了 ATD 使用的增加和 ^{131}I 使用减少的趋势。在欧洲、拉丁美洲、日本和我国,更倾向于采用 ATD 治疗。最近英国国家健康和保健医学研究所(The UK National Institute for Health and Care Excellence, NICE)推荐 ^{131}I 作为目前英国 Graves 病的一线治疗方法。一项 Meta 分析证实,与 ^{131}I 或手术相比,ATD 治疗具有复发率更高、药物副作用更显著的特征。

54. ^{131}I治疗甲亢的适应证有哪些?

^{131}I治疗没有绝对的适应证,通常建议 Graves 病患者进行^{131}I治疗的情况如下:一个 ATD 疗程后复发或疗效差(尤其是长期应用抗甲状腺药物治疗效果差,病情多次复发,或对药物过敏不宜药物治疗者);ATD 禁忌证;出现 ATD 副作用;合并周期性骨骼肌低钾性麻痹;合并症增加手术风险的个体,颈部手术或外照射史,或无法接触到熟练的甲状腺外科医生(尤其是已作过甲状腺切除术而又复发者;因再次手术时将有更大的可能伤及喉返神经或甲状旁腺,采用^{131}I治疗更安全,或不愿手术或不宜手术者);心房颤动;心律失常;由甲亢引起的心脏缺血症状的老年患者;肺动脉高压性右心衰或充血性心力衰竭的患者;甲亢伴白细胞或血小板减少的患者。

55. Graves 病的^{131}I治疗的禁忌证有哪些?

^{131}I治疗的绝对禁忌证:妊娠和哺乳。

^{131}I治疗的相对禁忌证:合并甲状腺癌或怀疑甲状腺癌;无法遵守辐射安全指南的个人;计划在 4~6 个月内打算妊娠的女性可以知情谨慎使用。

RAI 治疗不适用于下列情况:①妊娠期、哺乳期妇女(^{131}I可透过胎盘并进入乳汁)禁用 RAI 治疗。②年龄<25 岁的 Graves 病患者不作为首选(不作为绝对禁忌证)。③严重心、肝、肾衰竭或活动性结核患者,RAI 治疗时必须考虑患者的非甲状腺性并发症,一般情况差者不宜施行 RAI 治疗。④甲状腺极度肿大并有压迫症状者。⑤重症浸润性突眼者(有人认为并非绝对禁忌)。⑥甲亢危象。⑦甲状腺摄碘不能或摄碘功能低下者。⑧TSH 依赖性甲亢或 Graves 病伴放射性碘治疗摄取率降低者。⑨为避免^{131}I对毗邻组织的放射性损伤,小的毒性腺瘤应尽量采用药物加手术治疗。

56. 如何推算^{131}I治疗的剂量?

可合理达到的尽量低原则(as low as reasonably achievable, ALARA)是放射治疗的一个重要原则,但是,如何平衡快速缓解甲状腺功能亢进症和推迟甲状腺功能减退症,是一个难以解决的问题。根据 2016 年版美国甲状腺协会(ATA)指南:Graves 病的^{131}I治疗目标是通过使患者甲状腺功能减退来控制甲亢。因此,许多人放弃了细致的剂量计算,并根据经过验证的临床参数(如甲状腺大小 I ~ Ⅲ 度),通过单次给予足够活性的^{131}I固定剂量,例如185 MBq(5 mCi)、370 MBq(10 mCi)或 555 MBq(15 mCi)来实现。

另一种方法是根据甲状腺大小和甲状腺摄碘率(RAIU)计算剂量。可以使用这两个因素,以及沉积到每克甲状腺的辐射量(μCi 或 Bq)来计算。治疗所需^{131}I活度剂量(μCi)= 腺体重量(g)×150–200 μCi/g×[1/24 h RAIU(%)]。其中甲状腺大小由触诊或超声确定。证据表明,为了达到甲状腺功能减退状态,输送的辐射剂量需要大于 150 μCi/g(5.55 MBq/g)。

^{131}I治疗 Graves 病的成功与否在很大程度上取决于给药的活度。在没有辅助性 ATD 治疗的患者中,随机对照试验发现,61%的患者在5.4 mCi(200 MBq)、69%的患者在8.2 mCi(302 MBq)、74%的患者在 10 mCi(370 MBq)、81%的患者在 15 mCi(555 MBq)和86%的患者在15.7 mCi(580 MBq)的^{131}I治疗后成功。由于需要再治疗的患者比例很高,通常不推荐低活度的^{131}I治疗。

57. Graves 病的^{131}I 治疗有哪些注意事项?

(1)^{131}I治疗前,应充分告知患者该治疗的优缺点,可能出现的情况,以及关于该治疗疗效和潜在副作用的所有方面的口头和书面信息。^{131}I治疗前应签署治疗知情同意书,应提供关于^{131}I治疗的辐射防护规定的书面建议。如果患者不能遵循辐射安全的预防措施,应选择其他替代疗法。

(2)β 肾上腺素能受体阻滞剂的应用　有甲状腺毒症的患者,尤其是老年和静息心率超过 90 次/min 或合并心血管疾病的甲状腺毒症患者,建议使用β 肾上腺素能受体阻滞剂。由于 Graves 病的^{131}I治疗可导致甲亢的短暂恶化、增加并发症的风险,即使在无症状老年患者和部分合并症患者中,也应考虑使用β 肾上腺素能受体阻滞剂。

普萘洛尔(20 ~ 40 mg/6 h)或长效β 受体阻滞剂(即阿替洛尔/比索洛尔)可用于控制肾上腺素能症状,如心悸和震颤,尤其是在 ATD 生效之前的早期阶段。大剂量的普萘洛尔(40 mg,4 次/d)抑制外周 T_4 向 T_3 的转化,具有更高的心脏保护作用、更好地预防心房颤动。同时,所有房颤患者均应考虑使用华法林或直接口服抗凝剂进行抗凝治疗。如果使用地高辛,在甲状腺毒性状态下通常需要增加剂量。通常当游离 T_4 和总 T_3 恢复到正常范围时,^{131}I治疗前使用的β 受体阻滞剂应逐渐减少。

(3)^{131}I治疗前 MMI 预处理以及共病的药物优化　^{131}I治疗甲亢可导致甲状腺激素水平短期升高。对于严重甲状腺功能亢进患者、老年人以及有严重共病的患者在接受^{131}I治疗前应考虑进行 MMI 预处理,以防止甲亢恶化增加临床并发症的风险,根据 2016 年版美国甲状腺协会(ATA)指南推荐^{131}I治疗前2~3 d停药,可防止甲状腺激素水平的短期升高,治疗后3~7 d恢复MMI,并随着甲状腺功能正常而逐渐减量。甲亢合并严重共病包括患有心血管并发症的患者,如心房颤动、心力衰竭、肺动脉高压、肾功能衰竭、感染、创伤、糖尿病控制不良、脑血管或肺部疾病患者。这些共病情况应通过标准医疗护理加以解决,如果可能的话,患者在服用^{131}I前应保持病情稳定。在随机对照试验中,MMI和卡比咪唑在^{131}I治疗后可以降低甲状腺激素水平。然而,一项Meta分析发现,如果在^{131}I治疗前、后给予ATD治疗,^{131}I成功率会降低。2018年欧洲甲状腺协会(ETA)Graves'甲亢管理指南推荐应在^{131}I治疗前后1周左右暂停ATD,以免降低^{131}I治疗的疗效。2016年版美国甲状腺协会(ATA)指南推荐随着游离T$_4$和总T$_3$水平的改善,MMI通常可以逐渐减少,从而可以评估^{131}I治疗的反应。此外,对于中青年或有良好代偿能力的患者,尽管存在明显的生化甲亢(游离T$_4$是正常上限的2~3倍),通常在接受^{131}I治疗时也无需预处理。

(4)碘摄入情况 如有可能,应避免使用碘化造影剂。根据2021版欧洲甲状腺协会指南用于管理含碘造影剂引起的甲状腺功能障碍中建议在注射碘化造影剂后1~2个月内应避免^{131}I治疗。^{131}I治疗前不需要特殊饮食,但至少7 d内应避免食用可能含有过量碘的食物。低碘饮食可能有助于RAIU相对较低的患者^{131}I摄取的增加。

(5)妊娠是^{131}I治疗的禁忌证 对于接受^{131}I治疗的育龄期妇女,应在治疗前48 h内进行妊娠试验,并在服用^{131}I之前获得该测试的阴性结果,因为^{131}I可能会对胎儿造成损害。此外,妊娠第10~11周接触^{131}I的胎儿出生时可能患有先天性贫血,而且,理论上智力下降和(或)患癌的风险也会增加。

(6)^{131}I治疗对生殖遗传安全的问题 通常建议^{131}I治疗后的男性和女性患者应避育、避孕至少6个月;待甲状腺激素水平正常后再考虑妊娠。^{131}I治疗后通常需要4~6个月或更长时间达到稳定的甲状腺功能正常期,即甲状腺激素替代治疗。考虑到精子产生的周期,男性生育应推迟3~4个月。然而,一旦患者(无论男女)甲状腺功能正常,没有证据表明生育能力较一般人群低,接受^{131}I治疗患者的后代也没有先天性异常。没有证据表明对后代的长期生育能力、流产、死产或先天性缺陷有不利影响。

(7)^{131}I治疗后不应恢复母乳喂养 哺乳期妇女至少在停止哺乳后6周内不进行^{131}I治疗,以确保^{131}I不再活跃地浓集于乳腺组织中。延迟3个月将更可靠地确保哺乳相关的乳腺钠碘转运体(NIS)活性增加已恢复正常。

(8)^{131}I治疗后的随访 ^{131}I治疗后1~2个月内应对游离T$_4$、总T$_3$和TSH水平进行评估。生化监测应每隔4~6周持续到第6个月,或直到患者出现甲减并在甲状腺激素替代治疗中稳定下来。

大多数患者^{131}I治疗后4~8周内甲状腺功能恢复正常,同时临床症状也得到改善。甲减通常出现在^{131}I治疗后第2到6个月,40%的患者出现在第8周,大于80%的患者发生在第16周。第一年后甲减的发生率为5%～50%,并与^{131}I剂量呈正相关。通常甲状腺的大小在^{131}I治疗一年内恢复正常。^{131}I治疗后的短暂性甲减很少发生,这类患者随后甲状腺功能一般完全恢复或甲亢复发。

TSH水平可能不会随着甲减的发展而立即升高,确定是否需要左旋甲状腺素不应该仅仅依据TSH水平。当开始甲状腺激素替代时,应根据游离T_4的水平评估调整剂量。所需剂量可能低于典型的完全替代剂量,由于不可抑制的残余甲状腺功能,需要小心酌定。同时应避免明显的甲减,尤其是活动性眼病患者。一旦实现甲状腺功能正常,建议终身至少每年进行一次甲状腺功能检测,或者如果出现甲减或甲亢症状时应及时检测。

(9)^{131}I治疗后持续性甲亢的治疗　治疗失败和一过性甲亢往往很难区分。通常^{131}I治疗6个月后,对于持续甲亢患者,建议^{131}I重复治疗。对于治疗3个月后疗效不理想的患者,可以考虑再次^{131}I治疗。再治疗的目的是通过使患者甲减,以达到根治甲亢的目标。总T_3和游离T_4正常、TSH持续抑制的患者可能不需要立即重复治疗,但应密切监测甲状腺功能,以便及时发现复发或甲减。对于少数因多次应用^{131}I而难治的甲亢患者,应考虑手术治疗。

(10)Graves病患者合并甲状腺结节的处理　有研究显示在Graves病中发生甲状腺癌的频率为2%或更低。根据最新指南,当Graves病患者合并甲状腺结节时,考虑行^{131}I治疗前应对甲状腺结节进行甲状腺显像评估。如果放射性碘扫描显示无功能或功能低下的结节都应考虑细针穿刺细胞学检查,因为这些结节可能具有更高的恶性可能。如果细胞病理学可疑或诊断为恶性肿瘤,建议在充足的术前准备后进行手术。不确定的细胞学检查结果也应考虑手术。

58. Graves病的^{131}I治疗有哪些并发症?

除甲亢眼病有关的并发症外,患者对^{131}I的耐受性一般良好,并发症也比较少见。^{131}I本身不会增加死亡率,也没有证据表明^{131}I治疗后甲状腺癌或其他肿瘤死亡率增加。在一项以^{131}I作为唯一治疗手段的甲亢性心脏病患者研究中,未发现任何甲亢临床症状的恶化。但是,如果发生房颤、其他心律失常以及心脏代偿,最好使用^{131}I进行早期根治治疗,以防止复发性甲状腺功能亢进症进一步加重心脏损害。

^{131}I治疗近期并发症主要有一过性甲减(较少见)、一过性甲亢或甲亢复发。此外,少数患者可出现甲状腺疼痛、肿胀和唾液腺炎,建议观察对症处理,放射性甲状腺炎见于治疗后7～10 d,个别诱发甲亢危象。

突眼和眼病恶化属于远期并发症。^{131}I治疗可能导致少数Graves病患者的突眼恶化,但多数患者的突眼有不同程度的改善,部分患者的眼部病变无明显变化。目前仍未明了导致以上3种不结果的原因。

Graves 眼病被定义为一种累及眼眶的自身免疫性炎症疾病,是 Graves 病最常见的甲状腺外表现。该疾病的自然史是迅速恶化,然后逐渐改善恢复到基线水平。临床活动度评分(CAS)≥3 被认为是活动性 Graves 眼病。Graves 眼病的严重程度主要分为轻度、中至重度和威胁视力。甲减或甲亢可能会影响 Graves 眼病的进程。因此,指南建议 Graves 眼病患者应尽快恢复并维持正常甲状腺功能。对于轻度 Graves 眼病、中-重度非活动性 Graves 眼病患者可以进行[131]I 治疗,根据 ETA/EUGOGO 既定的指南标准决定是否同时使用糖皮质激素预防眼病恶化。对于活动性中-重度或视力威胁的 Graves 眼病患者,不推荐[131]I 治疗。非活动性 Graves 眼病患者,可以在不使用糖皮质激素的情况下进行[131]I 治疗。但是,在 Graves 眼病再激活风险较高的情况下,如高 TRAb,CAS≥1 和吸烟者,可能需要重新考虑。对于选择[131]I 治疗的特定患者,是否同时服用糖皮质激素,应根据风险-效益综合考虑决定。此外,吸烟是导致 Graves 眼病进展或恶化的最重要的已知风险因素,应建议 Graves 病患者戒烟。研究表明,在接受[131]I 治疗的患者中,吸烟对 Graves 眼病有不利影响,且这种风险与每天吸烟的数量成正比。

59. 年龄小于 25 岁的 Graves 病患者能否采用[131]I 治疗?

依据大量的资料,儿童 Graves 病用[131]I 治疗并不增加甲减、放射性甲状腺炎、突眼恶化的发生率。在知情同意前提下,年龄<25 岁的 Graves 病患者也可以考虑采用[131]I 治疗。Graves 病在 5 岁及以下的儿童中极为罕见,在高中阶段的 11 岁到 15 岁,发病率增加并出现高峰趋势。儿童和青少年 Graves 病经常表现为晚期阶段,且在确诊前表现为教育行为受损,行为改变、焦虑或睡眠障碍等情况可能已经存在多年。此外,考虑到甲亢对患儿生长发育的影响,结合病情复发、ATD 不良反应或依从性差等因素,[131]I 根治性治疗也是必要的。儿童期 Graves 病的治疗方法选择往往是困难的,而且是高度个体化的。在确定初始治疗方案时,应综合考虑患者的年龄、具体临床状况和病情缓解的可能性,对[131]I、手术和 ATD 每种治疗方案的优势和风险进行权衡,还应充分考虑到患者和家长的价值观和偏好。

不同机构和地区对儿童和青少年 Graves 病患者的治疗差异很大。关于儿童和青少年 Graves 病最优的治疗方案是存在争议的。根据 2016 年版美国甲状腺协会(ATA)指南推荐,对于儿童,当 ATD 产生副作用,或接受 ATD 治疗至少 1 年后仍未缓解,应考虑采用[131]I 或手术。或者,如果儿童对 ATD 治疗有耐受性,ATD 可以长期使用,直到孩子被认为足够大可以接受[131]I 治疗。2018 年欧洲甲状腺协会(ETA)Graves 病管理指南推荐长期应用 MMI(CBZ)是儿童 Graves 病的主要治疗方法,如果出现 ATD 不良反应,通常建议进行甲状腺全切除以达到根治性治疗的目的,但对于青春期后(16 岁或以上)的患者,可以考虑[131]I 治疗。2017 年日本儿童期 Graves 病[131]I 治疗指南指出[131]I 是一种可靠、有效、安全的治疗方法,考虑到担心辐射暴露可能会导致甲状腺癌或性腺损伤,所以指南建议在 18 岁或 18 岁以下的儿童中可以谨慎进行[131]I 治疗,为不能耐受其他治疗的患者提供了更多选择。对药物治疗无效、因不良反应不能接受药物治疗和/或拒绝手术的儿童,可以考虑使用[131]I 治疗。由于儿童 ATD 治疗的缓解率低于成人、治疗持续时间较长以及药物不良反应的频率较高,大多数儿童 Graves 病患者最终将需要[131]I 或手术治疗。

根据 2016 年版美国甲状腺协会(ATA)指南推荐不同儿童年龄组 Graves 病的 3 种[131]I 给药剂量方案。第一种:5 岁以下的幼儿避免[131]I 治疗。第二种:如果[131]I 剂量小于 10 mCi(< 370 MBq),5 ~ 10 岁的儿童可以接受[131]I 治疗。第三种:如果甲状腺组织的剂量活度超过 150 μCi/g(5.55 MBq/g),对于 10 岁或以上的患者可接受[131]I 治疗。此外,建议单次给予足够的快速甲状腺功能减退症的[131]I 消融剂量。当给予的[131]I 剂量>150 μCi/g(>5.55 MBq/g)时,甲状腺功能减退的发生率约为 95%。[131]I 治疗 Graves 病的目的是诱导甲状腺功能减退,而不是甲状腺功能正常,因为低剂量[131]I 的给药会导致残留的、部分受照射甲状腺组织发生甲状腺肿瘤风险的增加。对于大腺体(50 ~ 80 g),可能需 200 ~ 300 μCi/g(7.4 ~ 11.1 MBq/g)的[131]I 活度。对于甲状腺肿大于 80 g 的儿童,手术可能比[131]I 更可取。然而,儿童甲状腺全切除术的并发症比成人常见得多;因此,在对儿童进行手术时,需要一位经验丰富的甲状腺外科医生。此外,临床中,有些中心为所有患儿提供 10 或 15 mCi [131]I 的固定给药剂量,而部分中心则根据腺体大小和摄碘率情况来计算剂量。

儿童考虑应用[131]I 治疗,需要注意如下几点。

(1)[131]I 疗法只能在其他治疗方案不可行的情况下用于儿童。永久性甲减是[131]I 治疗儿童 Graves 病最大风险,其可能与破坏性自身抗体有一定联系,所以在确定接受[131]I 治疗前,必须测定甲状腺自身抗体,不能随意进行[131]I 治疗。在[131]I 治疗前,医生必须充分解释治疗方法,并征得患者及其家人同意。

(2)[131]I 治疗前 1 周以上限制碘摄入量,[131]I 治疗前 3 ~ 5 d 停止抗甲状腺药物。

(3)测量 RAIU 以确认碘是否受到限制。

(4)患有严重甲亢的儿童在[131]I 治疗后可能出现甲状腺危象。因此,建议对 T_4 水平>20 μg/dL(200 nmol/L)或游离 T_4 水平>5 ng/dL(60 pmol/L)的儿童 Graves 病患者进行[131]I 治疗前,应使用 MMI 和 β 肾上腺素能受体阻滞剂进行预处理,直到总 T_4 和(或)游离 T_4 恢复正常。

(5)[131]I 治疗后,应每月检测 T_3、T_4 和/或游离 T_4 水平。因为甲亢状态纠正后,TSH 水平可能会被抑制数月。因此,治疗后 TSH 测定可能会失去参考价值。甲状腺功能减退症通常在治疗后 2 ~ 3 个月出现,此时应服用左旋甲状腺素。

[131]I 疗法对儿童的副作用如下。

（1）甲状腺炎

除了作为治疗目标的终生甲状腺功能减退症外，^{131}I疗法在儿童中的副作用并不常见。治疗后第 1 周，不到 10% 的儿童抱怨甲状腺轻度压痛；使用醋氨酚或非甾体抗炎药 24～48 h 可以有效治疗。

（2）眼病

^{131}I 治疗后，甲状腺毒症可能会暂时恶化。但是，与成人不同，儿童很少发生严重的眼病，眼球突出也很轻微。

（3）恶性肿瘤、致畸和遗传疾病

^{131}I 治疗后的全身辐射剂量随年龄而不同，同样绝对剂量的 ^{131}I 将导致幼童比青少年/成人受到更多辐射。除了 10 岁以下接受 ^{131}I 治疗超过 10 mCi 的儿童和 5 岁以下的儿童，目前没有证据表明 ^{131}I 治疗会增加恶性肿瘤（包括甲状腺癌）或增加致畸、遗传病的风险。

第四节　特殊类型甲亢的治疗

60. 如何处理甲亢危象?

由于甲亢危象具有高死亡率,因此需要早期识别并果断采取积极的、多方面的治疗干预。对于已经发生或即将发生的甲亢危象的治疗,应在减少甲状腺激素合成和分泌、拮抗甲状腺激素的外周效应,以及逆转系统性失代偿方面进行。

(1)抗甲状腺药物治疗

抗甲状腺药物(ATD)主要通过抑制进入甲状腺内的无机碘氧化为有机碘以及碘化酪氨酸的偶联,从而抑制甲状腺激素的合成。PTU 抑制 T_4 向 T_3 转化的作用较 MMI 更有优势,在治疗后至关重要的首个 24 h 降 T_3 作用更为显著。由于这一特性,临床上首选 PTU 治疗甲亢危象,首剂 600 mg,顿服或经胃管注入,以后每 6~8 h 服 200~400 mg 维持,MMI 首剂 60 mg,以后每 6 h 口服 20~30 mg。待症状减轻后改用一般剂量,但孕妇禁用。

碘剂能快速抑制甲状腺激素释放,缓解甲亢症状,特别是白细胞减少而暂时不能使用抗甲状腺药的患者。碘剂宜在足量使用 ATD 药物 1 h 后给药。复方碘溶液每次 5 滴,每 6 h 1 次(20 滴/mL,38 mg 碘/滴),或碘剂卢戈液(Lugol's Solution,Ls)每 6~8 h 服用 4~8 滴(20 滴/mL,6~8 mg 碘/滴),一般用药 3~7 d。对已用碘剂做术前准备的术后甲亢危象可能无效。对碘剂过敏者,可用碳酸锂替代。

(2)降低周围组织对甲状腺激素的反应,降低儿茶酚胺的效应

普萘洛尔是治疗甲亢危象中最常用的 β 受体阻滞剂,主要通过阻断甲状腺激素对心脏的刺激作用和抑制外周组织 T_4 向 T_3 转换,故与 ATD 合用可以有效地控制甲亢危象的临床症状。普萘洛尔口服后约 1 h 起效,剂量通常为 60~80 mg/4~6 h。静脉注射普萘洛尔或短效 β 受体阻滞剂能够获得更快的效果。静脉注射普萘洛尔的负荷剂量为 0.5~1.0 mg,然后以 1~2 mg/15 min 持续输注,同时应密切监测心率。艾司洛尔的负荷剂量为 0.25~0.5 mg/kg,随后以 0.05~0.1 mg/(kg·min)的速度持续输注。严重心功能不全、房室传导阻滞及哮喘者慎用。

（3）肾上腺皮质激素

甲状腺危象的高代谢状态可引起肾上腺皮质功能相对不全,应给予糖皮质激素补充治疗;同时肾上腺皮质激素可抑制甲状腺激素的合成并抑制外周 T_4 向 T_3 转化。临床上氢化可的松 300 mg 首次静脉滴注,以后 100 mg/8 h,或者地塞米松 2 mg,每 6 h 1 次。随着甲状腺危象症状的改善逐渐减量,用药期间应密切监测和预防激素相关并发症,如高血糖、消化性溃疡和感染等。

（4）积极治疗原发疾病,保护重要脏器,预防脏器功能失代偿

高热是甲状腺危象常见的表现,可使用对乙酰氨基酚进行退热治疗,避免使用水杨酸,因为水杨酸药物会竞争性地与甲状腺球蛋白结合,导致游离甲状腺激素水平升高。也可采用冰毯、冰袋、酒精擦浴等体表降温措施。同时应尽快纠正高热、出汗、呕吐、食欲缺乏或腹泻引起的血容量不足及血糖、电解质紊乱等。同时监护心、肺、肾功能,积极防治感染及各种并发症。

如果甲亢危象在最初的 24~48 h 之内经上述综合治疗措施临床无改善且继续恶化,血中 T_4、T_3 水平显著升高,可用腹膜透析、血液透析或血浆置换等措施迅速降低血浆甲状腺激素浓度。

61. 如何治疗妊娠期/哺乳期 Graves 病?

甲亢对妊娠的负面影响主要是流产、早产、妊娠高血压、低出生体重儿、胎儿宫内生长受限、死产、甲状腺危象及妊娠妇女充血性心力衰竭。而且 ATD 可导致胎儿皮肤发育不良、鼻后孔闭锁、食管闭锁、脐突出等胎儿畸形。如果患者甲亢尚未控制,建议不要妊娠。已患 Graves 病甲亢的妇女最好在甲功控制正常并平稳后妊娠,以减少妊娠不良结局。正在服用 MMI 和 PTU 的备孕妇女,如果妊娠试验阳性,可暂停 ATD 并检测甲状腺功能及甲状腺自身抗体。根据临床表现和 FT_4 水平决定是否用药。停药决定需要考虑到病史、甲状腺肿大小、疗程、孕前 ATD 剂量、最近甲状腺功能结果、TRAb 水平和其他临床因素。有些患者在确诊妊娠后可以停用 ATD。停药后,如果 FT_4 正常或接近于正常,可以继续停药。每 1~2 周做临床评估和 TSH、FT_4 检测。如果 FT_4 继续维持正常,妊娠中、晚期可每 2~4 周监测 1 次甲状腺功能。根据每次评估结果,决定是否继续停药观察。有些患者停药后,甲亢症状加重,FT_4 或 TT_4、TT_3 明显升高,建议继续应用 ATD。因为妊娠 6~10 周是 ATD 导致出生缺陷的危险窗口期,MMI 和 PTU 均可引起胎儿畸形,PTU 相关畸形发生率与 MMI 相当,只是程度较轻。因此妊娠早期优先选择 PTU,MMI 为二线选择。但考虑到 PTU 可能引起肝脏损害,甚至导致急性肝衰竭,因此妊娠中、晚期可将 PTU 改换成 MMI,或者继续应用 PTU。娠期监测甲亢的控制

目前首选血清 FT_4。控制的目标是最小有效剂量的 PTU 或者 MMI(不推荐 ATD 与 FT_4 连用),使血清 FT_4 接近或轻度高于参考范围上限。普萘洛尔可使子宫持续收缩而引起胎儿发育不良、心动过缓、早产及新生儿呼吸抑制等,故应慎用或禁用。妊娠期原则上不采取手术治疗甲亢。如果确实需要,行甲状腺切除术的最佳时期是妊娠中期。[131]I 禁用于治疗妊娠期甲亢。

对于妊娠后半期母体甲亢不能控制或存在高低度 TRAb(高于参考范围上限 3 倍)的妊娠妇女,需要从妊娠中期开始监测胎儿心率,超声检查胎儿的甲状腺体积、生长发育情况、羊水量等。对具有甲亢高危因素的新生儿,应密切监测其甲状腺功能。

哺乳期的 Graves 病患者如需使用 ATD 治疗,需要考虑婴儿哺乳的问题,因为 MMI 和 PTU 均可经乳汁分泌。ATD 应当在每次哺乳后服用,服药后 3 h 再行哺乳。

62. 如何防治甲亢相关性眼病?

发生或加重甲亢相关眼病的危险因素包括吸烟、甲状腺功能异常、高水平 TRAb 以及[131]I 治疗。因此,应嘱患者戒烟或避免二手烟,积极控制甲亢,尽量维持患者的甲状腺功能正常,使 TRAb 水平下降。如选择[131]I 治疗甲亢,建议对大部分患者采取类固醇激素预防性治疗,特别是当存在眼病体征或进展风险时。

大多数轻度或非活动期的 TAO 无须治疗,随着甲状腺功能的稳定,TAO 可自行好转。该类患者以控制危险因素和局部治疗为主,治疗措施包括:高枕卧位,限制钠盐并使用利尿剂,可减轻眼部水肿;注意眼睛保护,白天使用人工泪液,夜间使用润滑型眼膏,保持房角湿润;睡眠眼睑不能闭合者可使用盐水纱布、眼罩保护角膜;部分轻度 TAO 患者可通过补硒改善症状。

中至重度 TAO 患者一线治疗为大剂量静脉使用糖皮质激素治疗,效果不佳者可选择二线治疗,包括重复冲击或其他免疫抑制剂、眶部放射治疗或手术治疗。

(1)糖皮质激素

糖皮质激素治疗是 TAO 的首选治疗方法,给药途径包括口服、静脉注射、球后和结膜下给药,但球后和结膜下给药不良反应大且疗效欠佳,故采用较为少见。目前临床上常采用 2016 年 EUGOGO 指南推荐的糖皮质激素治疗方案:甲泼尼龙 0.5 g 每周 1 次×6 周+0.25 g 每周 1 次×6 周(累积剂量 4.5 g);病情严重者可适当增加剂量,甲泼尼龙 0.75 g 每周 1 次×6 周+0.5 g 每周 1 次×6 周(累积剂量 7.5 g);糖皮质激素静脉冲击治疗累积剂量不应超过 8.0 g。治疗期间监测患者肝酶、血糖和血压水平,预防激素使用的不良反应,如消化性溃疡、骨质疏松等。糖皮质激素治疗对于病毒性肝炎、严重肝功能异常、严重心血管疾病或精神疾病的 TAO 患者禁止使用。

（2）眶部放射治疗

激素治疗无效的 TAO 患者，并伴有进行性突眼、眼球运动障碍及早期视神经压迫征象者可考虑球后照射。2016 年 EUGOGO 指南推荐连续 2 周内单眼给予 10 次放疗，每次 2 Gy，或者连续 20 周内每周给予 1 次放疗，每次 1 Gy。球后照射的不良反应主要包括白内障、辐射性视网膜病变、辐射性视神经病变和致癌作用。

（3）免疫治疗药物

对于较为严重的 TAO 患者，常规疗法无法逆转疾病的发生发展，除了应用糖皮质激素和放疗外，TAO 患者还可以接受抗感染治疗，其中包括环孢素、利妥昔单抗、雷公藤、甲氨蝶呤、生长抑素类似物、血浆置换等。

（4）手术治疗

对一般措施和药物治疗效果不明显或视觉功能迅速恶化迅速的患者，应立即行手术治疗。手术方式包括眼眶减压手术、斜视矫正手术及眼睑手术。

63. 如何治疗胫前黏液性水肿?

甲状腺皮肤病变的发病机制与眼病相似，TRAb 与成纤维细胞上的 TSHR 反应，导致成纤维细胞增殖、透明质酸及黏蛋白产生增多。4% ~13% Graves 病合并眼病的患者会出现皮肤病变。因此，对于眼病的所有防治措施同样适用于甲状腺皮肤病变。其预防措施包括戒烟、减重，避免受伤、避免下肢不必要的手术、穿鞋合适以免组织受压，以及尽快纠正甲状腺功能异常。除了上述预防措施外，在病程早期启动局部糖皮质激素治疗，病损处皮肤直接注射糖皮质激素，或局部涂抹氟新诺龙丙酮、高浓度丙酸氯倍他索、0.1% 曲安奈德霜。一线系统性治疗包括口服或静脉注射糖皮质激素；其他用于眼病的方案也可使用于经局部糖皮质激素治疗无效的难治性病例。但目前尚缺乏特异有效的治疗。

64. 如何处理 Graves 病伴肝功能障碍?

甲亢本身可引起轻度的肝功能异常，其转氨酶升高通常小于 2 倍 ULN，且随着甲亢治疗好转而恢复正常，故应在用药前检查基础肝功能，以区别是否为药物的不良反应。PTU 和 MMI 引起的药物性肝炎的患病率分别为 2.7% 和 0.4%，所致肝衰竭的发生率分别为 0.048% 和 0.026%。PTU 的肝毒性主要为肝细胞损伤，约 4% 的患者转氨酶高于 3 倍 ULN，偶见致命的暴发性肝细胞损伤和肝衰竭；MMI 肝细胞损伤极为罕见，以胆汁淤积性为主，多发生在大剂量和老年患者。若基线转氨酶>3~5倍ULN,避免使用ATD治疗,进一步检查肝功能异常的原因,并接受相应的治疗,并根据病情决定下一步的治疗方案。基线合并肝功能异常者建议慎用PTU。起始ATD治疗后每2~4周检测肝功能,如果患者在服用ATD后发生肝功能异常或肝功能异常加重,应考虑ATD的不良反应。如转氨酶持续上升或转氨酶>3倍ULN,需考虑停药。

65. 如何处理甲亢性心脏病?

由于心血管并发症是导致甲亢患者死亡的最主要原因,因此,及时有效地识别及救治至关重要。合并心血管症状的Graves病患者应首先纠正甲状腺功能,及时的治疗可改善患者的预后。ATD、RAI以及外科手术均能有效地控制甲亢,但ATD治疗的复发率相对较高。老年患者若需要尽快控制甲亢,则推荐放射性碘治疗。为避免放射性碘治疗可能导致的甲亢恶化,应考虑进行ATD预治疗,并在RAI治疗前2~3d停药最佳。对于甲亢性心脏病患者,应当使用高剂量的放射碘,以避免ATD预处理后的放射碘治疗失效。

心动过速和房性心律失常在甲亢患者较为常见。β受体阻滞剂可与ATD同时使用,控制心血管症状。抗凝治疗可用于预防阵发性/持续性心房颤动的血栓并发症,尤其是合并左房增大、卒中风险和其他心脏病的患者。年龄50岁以下的甲亢患者在纠正甲状腺功能后,约有2/3的心房颤动可自发转为窦性心律。如果纠正甲功4个月后心房颤动依然存在,则应在抗凝治疗期间进行药物或电复律。复律前至少3周和复律后至少4周需要服用抗凝药物华法林,预防血栓风险。

甲亢患者出现心力衰竭的机制较为复杂。β受体阻滞剂和利尿剂能快速改善"高输出量心力衰竭"患者的循环充血状态,而这种循环充血状态是与甲亢相关的。但是,对于成功控制甲亢后依然存在心脏动力学和心室率不达标的患者,应当住院治疗。

66. 如何处理亚临床甲亢?

亚临床甲亢一般不需要治疗,但应定期追踪病情变化。当TSH持续<0.1 mIU/L时,对所有年龄≥65岁、无服用雌激素或双磷酸盐治疗的绝经后妇女、存在心脏病风险、心脏病、骨质疏松症和有甲亢症状的患者都应进行治疗。当TSH持续低于正常值下限但≥0.1 mIU/L,对于年龄≥65岁、有心脏病或甲亢症状的患者可考虑治疗。亚临床甲亢的治疗应基于甲状腺功能异常的病因并遵循临床甲亢的治疗原则。

67. 如何治疗新生儿/儿童性甲亢?

对于继发于母亲 Graves 病的新生儿甲亢患者,随着出生后来源于母体的 TRAb 滴度的下降,新生儿甲状腺毒症一般会自愈。对于有症状的新生儿甲状腺毒症的治疗,重点在于新生儿 Graves 病并发症的防治,如新生儿死亡及心力衰竭。然而,大部分新生儿 Graves 病甲亢是无症状的,不需要干预。对于持续性新生儿甲亢,需考虑家族性非自身免疫性甲亢的可能,可做 TSHR 基因分析,以查明原因。

Graves 病是儿童甲亢最常见的病因,比甲状腺功能减退症危害更大。由于 Graves 病通常不会自发性缓解,因此必须进行抗甲状腺治疗。Graves 病的治疗方法和成人一样包括抗甲状腺药物(ATD)、放射性碘(RAI)治疗和手术治疗,但治疗时必须权衡每种治疗方法的利与弊。应根据患者的年龄、病情及专业知识选择最佳的治疗方式。

(1)抗甲状腺药物(ATD)治疗

ATD 的作用机制是抑制甲状腺内碘的氧化和有机结合,从而抑制甲状腺激素的生成。MMI 的药效强大,是 PTU 的 10～20 倍,且半衰期更长。同时考虑到 PTU 的肝衰竭风险,指南推荐 MMI 作为治疗儿童甲亢的首选药物。常规有 2 种办法:一是剂量滴定法,建议起始剂量为 MMI 0.15～0.3 mg/kg、CBZ 0.25～0.5 mg/kg,大多数患者的甲状腺激素水平会在用药 4～6 周内恢复正常。随后,监测甲状腺水平剂量可减少 25%～50%。若症状较严重,可增大 ATD 剂量,最高剂量为 MMI 0.5 mg/kg 或 CBZ 0.75 mg/kg。二是阻断-替代治疗,MMI 0.3～0.5 mg/kg 或 CBZ 0.5～0.75 mg/kg 会阻止大多数患者内源性甲状腺激素的产生。当 FT_3 降到参考范围内时,可以以适合年龄和体重的替代剂量引入左旋甲状腺素。甲状腺激素水平(尤其是 FT_3)若未如预期下降,可使用更高剂量的 ATD(例如,MMI 1.0 mg/kg 或 CBZ 1.3 mg/kg)。但在大多数病例中,ATD 给药首选剂量滴定法。

大多数患者的甲状腺激素水平(FT_4 和 FT_3)在前 4 周得到显著改善,前 6 周恢复正常,TSH 抑制可持续数月。因此,在治疗的前 3 个月应约每 4 周复查,根据临床病程变化,逐渐调整为每 2～3 个月进行一次随访。10%～20% 的患者可能发生轻微的 ATD 副作用,通常短暂存在,虽然导致停药的严重副作用非常罕见[(2～3)/10 万人],但仍应在治疗前及治疗过程中进行白细胞计数(包括中性粒细胞计数)和肝功能检查。

儿童 Graves 病患者接受 ATD 治疗 2 年后的总缓解率在 20%～30%,并随着 ATD 持续时间的增加而增加。一般 ATD 通常要至少服用 3 年,如果疾病特征提示缓解的可能性较低,可以考虑使用时间 ≥5 年。对于 ATD 疗效不佳的患者,以及出现严重中性粒细胞减少症、严重肝功能不全或药物副作用难以解除的患者,应考虑甲状腺全切除术或 RAI。

（2）放射性碘（RAI）治疗

儿童进行 RAI 治疗后剩余的甲状腺组织发生甲状腺癌的风险增大，因此 RAI 治疗不是以甲功正常为治疗目标，而是彻底清除甲状腺，防止复发和发展为甲状腺癌。对于低于 5 岁的患儿应避免行 RAI 治疗；5 ~ 10 岁，仅在无法实现手术的前提下进行 RAI；>10 岁者，可以进行 RAI。RAI 的治疗剂量为 100 ~ 400 μCi/g。RAI 成功与否受甲状腺大小、循环 TRAb 水平及药物剂量影响。与成人相同，当用 RAI 治疗儿童时，应提前 3 ~ 7 d 停用 ATD。治疗后可使用 β 受体阻滞剂直至 T_4 和 T_3 恢复正常。

（3）甲状腺手术

对于 ^{131}I 反应低下、有着巨大甲状腺（>80 g）的患儿推荐由经验丰富的外科医生进行手术。手术选择为甲状腺全切除术。需要注意的是，手术前要求患儿甲状腺功能正常。术前可使用 MMI 治疗，必要时，可给予碘、β 受体阻滞剂和糖皮质激素治疗。甲状腺切除术后应尽快开始左旋甲状腺素治疗。对于年龄较小的患儿术后发生甲状旁腺功能减退风险要高于青少年或者成人患者，可术前服用维生素 D 减轻术后低钙血症发生风险。

综上，儿童 Graves 病的治疗富有挑战性和个体化，应结合患者病情，权衡利弊，选择最适合的治疗方法。最终无论选择何种治疗方式，所有患者必须严密随访。

68. 如何治疗甲亢低钾性周期性麻痹？

甲状腺功能亢进性周期性麻痹是一种临床上常见的以甲状腺功能亢进伴反复发作性低钾性肢体无力为主要特征的疾病，是亚洲人群中最常见的继发性低钾性周期性麻痹，好发于青年男性，男女比例约在 20：1。其发病机制可能与甲状腺激素升高 Na^+-K^+/ATP 酶的活性、高肾上腺素系统活性以及高胰岛素血症有关。周期性瘫痪多与甲亢同时出现，或发生于甲亢起病后，也有部分患者以周期性瘫痪为首发症状就诊时才发现甲亢。该症多在夜间发作，可反复出现。发作时给予 10% 氯化钾或 10% 枸橼酸钾 40 ~ 50 mL 顿服，24 h 内再分次口服，也可静脉滴注氯化钾溶液以纠正低钾血症。严重患者出现呼吸肌麻痹时应予以辅助呼吸，严重心律失常者应积极纠正。对发作频繁者，发作间期可口服钾盐预防发作。同时避免各种诱因，如疲劳、寒冷、酗酒、精神刺激、剧烈运动，低钠饮食，忌摄入过多碳水化合物。本病的发作主要与甲亢是否得到有效控制有关，因此控制甲亢是防止低钾周期性麻痹复发的重要环节。一般甲亢控制后症状可缓解。

参考文献

[1]BONNEMA S J,HEGEDÜS L. Radioiodine therapy in benign thyroid diseases:effects,side effects,and factors affecting therapeutic outcome[J]. Endocr Rev,2012,33(6):920-980.

[2]IPPOLITO S,CUSINI C,LASALVIA P,et al. Change in newly diagnosed Graves' disease phenotype between the twentieth and the twenty-first centuries:meta-analysis and meta-regression[J]. J Endocrinol Invest,2021,44(8):1707-1718.

[3]BRITO J P,SCHILZ S,SINGH O N,et al. Antithyroid drugs-the most common treatment for Graves' disease in the united states:a nationwide population-based study[J]. Thyroid, 2016,26(8):1144-1145.

[4]NICE. Thyroid disease guidelines:National Institute of Health and Care Excellence[J]. 2019. Available from:https://www. nice. org. uk/guidance/indevelopment/gid-ng10074/documents.

[5]SUNDARESH V,BRITO J P,WANG Z,et al. Comparative effectiveness of therapies for Graves' hyperthyroidism:a systematic review and network meta-analysis[J]. J Clin Endocrinol Metab,2013,98(9):3671-3677.

[6]DE ROOIJ A,VANDENBROUCKE J P,SMIT J W,et al. Clinical outcomes after estimated versus calculated activity of radioiodine for the treatment of hyperthyroidism:systematic review and meta-analysis[J]. Eur J Endocrinol,2009,161(5):771-777.

[7]PETERS H,FISCHER C,BOGNER U,et al. Treatment of Graves' hyperthyroidism with radioiodine:results of a prospective randomized study[J]. Thyroid,1997,7(2):247-251.

[8]PETERS H,FISCHER C,BOGNER U,et al. Radioiodine therapy of Graves' hyperthyroidism:standard vs. calculated [131]Iodine activity. Results from a prospective,randomized,multicentre study[J]. Eur J Clin Invest,1995,25(3):186-193.

[9]PETERS H,FISCHER C,BOGNER U,et al. Reduction in thyroid volume after radioiodine therapy of Graves' hyperthyroidism:results of a prospective, randomized, multicentre study[J]. Eur J Clin Invest,1996,26(1):59-63.

[10]KUNG A W,YAU C C,CHENG A C. The action of methimazole and L-thyroxine in radioiodine therapy:a prospective study on the incidence of hypothyroidism[J]. Thyroid,1995, 5(1):7-12.

[11]BONNEMA S J,BENNEDBAEK F N,VEJE A,et al. Propylthiouracil before ^{131}I therapy of hyperthyroid diseases:effect on cure rate evaluated by a randomized clinical trial[J]. J Clin Endocrinol Metab,2004,89(9):4439-4444.

［12］SANTOS R B,ROMALDINI J H,WARD L S. A randomized controlled trial to evaluate the effectiveness of 2 regimens of fixed Iodine[131]I doses for Graves disease treatment［J］. Clin Nucl Med,2012,37(3):241-244.

［13］BRAGA M,WALPERT N,BURCH H B,et al. The effect of methimazole on cure rates after radioiodine treatment for Graves' hyperthyroidism:a randomized clinical trial［J］. Thyroid, 2002,12(2):135-139.

［14］ROSS D S, BURCH H B, COOPER D S, et al. 2016 American Thyroid Association Guidelines for diagnosis and management of hyperthyroidism and other causes of thyrotoxicosis［J］. Thyroid,2016,26(10):1343-1421.

［15］SMITH T J, HEGEDÜS L. Graves' disease ［J］. N Engl J Med, 2016, 375 (16): 1552-1565.

［16］BURCH H B, SOLOMON B L, COOPER D S, et al. The effect of antithyroid drug pretreatment on acute changes in thyroid hormone levels after[131] I ablation for Graves' disease［J］. J Clin Endocrinol Metab,2001,86(7):3016-3021.

［17］ANDRADE V A, GROSS J L, MAIA A L. Effect of methimazole pretreatment on serum thyroid hormone levels after radioactive treatment in Graves' hyperthyroidism［J］. J Clin Endocrinol Metab,1999,84(11):4012-4016.

［18］MCDERMOTT M T,KIDD G S,DODSON L J,et al. Radioiodine-induced thyroid storm. Case report and literature review［J］. Am J Med,1983,75(2):353-359.

［19］ARO A,HUTTUNEN J K,LAMBERG B,et al. Comparison of propranolol and carbimazole as adjuncts to iodine-131 therapy of hyperthyroidism［J］. ActaEndocrinol(Copenh), 1981,96(3):321-327.

［20］WALTER M A, BRIEL M, CHRIST-CRAIN M, et al. Effects of antithyroid drugs on radioiodine treatment:systematic review and meta-analysis of randomised controlled trials［J］. BMJ,2007,334(7592):514.

［21］BEDNARCZUK T, BRIX T H, SCHIMA W, et al. 2021 European Thyroid Association Guidelines for the Management of Iodine-Based Contrast Media-Induced Thyroid Dysfunction［J］. Eur Thyroid J,2021,10(4):269-284.

［22］BERG G E, NYSTROM E H, JACOBSSON L, et al. Radioiodine treatment of hyperthyroidism in a pregnant women［J］. J Nucl Med,1998,39(2):357-361.

［23］READ C H JR,TANSEY M J,MENDA Y. A 36-year retrospective analysis of the efficacy and safety of radioactive Iodine in treating young Graves'patients［J］. J Clin Endocrinol Metab,2004,89(9):4229-4233.

[24] SAWKA A M, LAKRA D C, LEA J, et al. A systematic review examining the effects of therapeutic radioactive Iodine on ovarian function and future pregnancy in female thyroid cancer survivors[J]. Clin Endocrinol (Oxf),2008,69(3):479-490.

[25] AZIZI F, SMYTH P. Breastfeeding and maternal and infant Iodine nutrition [J]. Clin Endocrinol (Oxf),2009,70(5):803-809.

[26] BRANDT F, THVILUM M, ALMIND D, et al. Graves'disease and toxic nodular goiter are both associated with increased mortality but differ with respect to the cause of death:a Danish population-based register study[J]. Thyroid,2013,23(4):408-413.

[27] SCHWENSEN C F, BRANDT F, HEGEDUS L, et al. Mortality in Graves'orbitopathy is increased and influenced by gender,age and pre-existing morbidity:a nationwide Danish register study[J]. Eur J Endocrinol,2017,176(6):669-676.

[28] LILLEVANG - JOHANSEN M, ABRAHAMSEN B, JØRGENSEN H L, et al. Excess mortality in treated and untreated hyperthyroidism is related to cumulative periods of low serum TSH[J]. J Clin Endocrinol Metab,2017,102(7):2301-2309.

[29] RON E, DOODY M M, BECKER D V, et al. Cancer mortality following treatment for adult hyperthyroidism. Coop - erative Thyrotoxicosis Therapy Follow - up Study Group[J]. JAMA,1998,280(4):347-355.

[30] DELIT C, SILVER S, YOHALEM S B, et al. Thyrocardiac disease and its management with radioactive iodine I-131 [J]. JAMA,1961,176:262-267.

[31] AKAMIZU T, SATOH T, ISOZAKI O, et al. Diagnostic criteria, clinical features, and incidence of thyroid storm based on nationwide surveys [J]. Thyroid, 2012, 22 (7): 661-679.

[32] STAN M N, DURSKI J M, BRITO J P, et al. Cohort study on radioactive iodine - induced hypothyroidism:implications for Graves' ophthalmopathy and optimal timing for thyroid hormone assessment[J]. Thyroid,2013,23(5):620-625.

[33] NYGAARD B, HEGEDUS L, GERVIL M, et al. Influence of compensated radioiodine therapy on thyroid volume and incidence of hypothyroidism in Graves'disease[J]. J Intern Med,1995,238(6):491-497.

[34] UY H L, REASNER C A, SAMUELS M H. Pattern of recovery of the hypothalamic - pituitary - thyroid axis following radioactive Iodine therapy inpatients with Graves' disease[J]. Am J Med,1995,99(2):173-179.

［35］ALEXANDER E K, LARSEN P R. High dose of ^{131}I therapy for the treatment of hyperthyroidism caused by Graves' disease［J］. J Clin Endocrinol Metab,2002,87(3): 1073-1077.

［36］STOCKER D J,BURCH H B. Thyroid cancer yield in patients with Graves' disease［J］. Minerva Endocrinol,2003,28(3):205-212.

［37］GJ K,BARTALENA L,HEGEDÜS L,et al. 2018 European Thyroid Association Guideline for the management of Graves' hyperthyroidism［J］. Eur Thyroid J, 2018, 7 (4): 167-186.

［38］CLEVENGER R R,BERNAL J,TALCOTT M,et al. Graves' disease:a long-term quality-of-life follow up of patients randomized to treatment with antithyroid drugs,radioiodine,or surgery［J］. Thyroid,2005,15(11):1279-1286.

［39］BARTALENA L, KAHALY G J, BALDESCHI L, et al. The 2021 European Group on Graves'orbitopathy(EUGOGO)clinical practice guidelines for the medical management of Graves' orbitopathy［J］. Eur J Endocrinol,2021,185(4):G43-G67.

［40］PRUMMEL M F,WM W,MOURITS M P,et al. Effect of abnormal thyroid function on the severity of Graves' ophthalmopathy［J］. Arch Intern Med,1990,150(5):1098-1101.

［41］TRÄISK F, TALLSTEDT L, ABRAHAM-NORDLING M, et al. Thyroid-associated ophthalmopathy after treatment for Graves' hyperthyroidism with antithyroid drugs or iodine-131［J］. J Clin Endocrinol Metab,2009,94(10):3700-3707.

［42］BARTALENA L, MARCOCCI C, BOGAZZI F, et al. Relation between therapy for hyperthyroidism and the course of Graves' ophthalmopathy［J］. N Engl J Med,1998,338 (2):73-78.

［43］HUANG S A,LAFRANCHI S H. Graves' disease［M］//KLIEGMAN RM,STANTON BF, ST GEME Ⅲ JW,SCHOR NF,BEHRMAN RE,editors. Nelson textbook of pediatrics. 20th ed. Philadelphia:Elsevier,Inc,2016:2681-2684.

［44］MINAMITANI KSH, ARISAKA O. Guidelines for the treatment of childhood-onset Graves'disease in Japan,2016［J］. Clin Pediatr Endocrinol,2017,26(2):29-62.

［45］MARINO M,VITTI P,CHIOVATO L. Endocrinology:adult and pediatric［M］. 7th ed. PA: Saunders and Elsevier,2016:1437-1464.

［46］DOBYNS B M,GE S E,WORKMAN J B,et al. Malignant and benign neoplasms of the thyroid in patients treated for hyperthyroidism:a report of the cooperative thyrotoxicosis therapy follow-up study［J］. J Clin Endocrinol Metab,1974,38(6):976-998.

[47] RIVKEES S A, CORNELIUS E A. Influence of iodine-131 dose on the outcome of hyperthyroidism in children[J]. Pediatrics,2003,111(4 Pt 1):745-749.

[48] RIVKEES S A. Pediatric Graves' disease: management in the post-propylthiouracil Era[J]. Int J Pediatr Endocrinol,2014(1):10.

[49] NEBESIO T D, SIDDIQUI A R, PESCOVITZ O H, et al. Time course to hypothyroidism after fixed-dose radioablation therapy of Graves' disease in children[J]. J Pediatr,2002,141(1):99-103.

[50] OGAWA T, GOSHI K, TAJIRI J. Radioactive Iodine therapy for patients with Graves'disease aged 18 or younger[J]. J Jpn Pediatr Soc,2008,112(1):15-21.

[51] Okubo T. The determination of thyroid weight in vivo with the scintigram[J]. Jpn J Radiol,1959,19:120-128.

[52] KADMON P M, NOTO R B, BONEY C M, et al. Thyroid storm in a child following radioactive Iodine (RAI) therapy: a consequence of RAI versus withdrawal of antithyroid medication[J]. J Clin Endocrinol Metab,2001,86(5):1865-1867.

[53] TOOHEY R E, STABIN M G, WATSON E E. The AAPM/RSNA physics tutorial for residents: internal radiation dosimetry: principles and applications[J]. Radiographics,2000,20(2):533-546.

[54] BAHN C R, BURCH H B, COOPER D S, et al. American Thyroid AssociationAmerican Association of Clinical Endocrinologists. Hyperthyroidism and other causes of thyrotoxicosis: management guidelines of the American Thyroid Association and American Association of Clinical Endocrinologists[J]. Endocr Pract,2011,17(3):456-520.

[55] MAIA A L, SCHEFFEL R S, MEYER E L, et al. Brazilian Society of Endocrinology and Metabolism. The Brazilian consensus for the diagnosis and treatment of hyperthyroidism: recommendations by the Thyroid Department of the Brazilian Society of Endocrinology and Metabolism[J]. Arq Bras Endocrinol Metabol,2013,57(3):205-532.

[56] KAGUELIDOU F, CAREL J C, LÉGER J. Graves' disease in childhood: advances in management with antithyroid drug therapy[J]. Horm Res,2009,71(6):310-317.

[57] CURY A, MEIRA V T, MONTE O, et al. Clinical experience with radioactive Iodine in the treatment of childhood and adolescent Graves' disease[J]. Endocr Connect,2013,2(1):32-37.

[58] TURNER N, DRIVER I, SALOTTI J A, et al. Increasing use of radioiodine in young People with thyrotoxicosis in Great Britain[J]. Eur J Endocrinol,2012,167(5):715-718.

［59］CORVILAIN B，HAMY A，BRUNAUD L，et al. Treatment of adult Graves' disease［J］. Ann Endocrinol（Paris），2018，79（6）：618-635.

［60］LAURBERG P，KREJBJERG A，ANDERSEN S L. Relapse following antithyroid drug therapy for Graves' hyperthyroidism［J］. Curr Opin Endocrinol Diabetes Obes，2014，21（5）：415-421.

第六章

甲亢的外科治疗

甲状腺毒症是指各种原因导致血液循环中甲状腺激素过多,引起以神经、循环、消化等系统兴奋性增高和代谢亢进为主要表现的一组临床综合征。甲状腺功能亢进症(以下简称甲亢)是指甲状腺本身甲状腺激素合成和分泌过度而引起的甲状腺毒症。甲状腺毒症包括了甲亢,而甲亢只是甲状腺毒症中的一种类型。甲状腺激素过量所致的临床状态称为甲状腺毒症较甲状腺功能亢进症确切,因为甲状腺激素过量既可来源于甲状腺病变,又可由非甲状腺疾病甚至含甲状腺激素的药物或食物引起。与外科手术治疗相关的原发性甲亢主要包括 Graves 病、毒性多结节性甲状腺肿和甲状腺自主性高功能腺瘤。因此,本章仅针对这 3 种疾病。

第一节　手术治疗甲亢的适应证和禁忌证

目前,尚不能对 Graves 病进行病因治疗(如控制 TRAb 和纠正甲状腺自身免疫紊乱)。针对甲亢有 3 种疗法,即抗甲状腺药物(antithyroid drugs, ATD)治疗、^{131}I(放射性碘治疗,RAI)治疗和手术治疗。ATD 的作用是抑制甲状腺合成甲状腺激素,^{131}I 和手术则是通过破坏甲状腺组织、减少甲状腺激素的产生来达到治疗目的。因此,3 种方法均为对症性治疗而非根治性治疗。总体而言,上述 3 种方法均有效并相对安全,但各有利弊,选择治疗方案时应遵从个体化治疗原则,以患者为中心选择最佳诊治策略,三者的适应证没有绝对界限。在实际工作中,需要加强与 Graves 病患者的沟通,以便更好地选择个体化治疗的方案。患者的年龄、病程长短、病情轻重以及甲状腺肿大程度、是否处于活动性 Graves 眼病、既往是否有颈部手术史或者外照射史、患者的意愿、依从性、文化程度和经济状况都应考虑在内。常常需要与患者沟通的问题包括:终身需要甲状腺激素替代治疗、抗甲状腺药物治疗化验血监测频率、放射性碘治疗对生育能力的影响、手术永久性瘢痕、什么时候症状可以消失、手术后声嘶、低钙等的可能性、治疗花费等(表6-1-1)。

表6-1-1　以患者为中心,不同甲亢治疗方案的评价

	优势	不足
ATD 治疗	非破坏性治疗 药源性甲减可逆 可避免手术风险和辐射暴露	需频繁监测甲功 ATD 的潜在副作用 疾病复发的可能
RAI 治疗	避免手术风险和 ATD 的潜在副作用	破坏性治疗,发生不可逆的甲减,需终身替代治疗 可加重 Graves 眼病
手术治疗	快速和完全控制甲亢 避免放射线暴露和 ATD 的潜在副作用	破坏性治疗,发生不可逆的甲减,需终身替代治疗 存在手术并发症的风险

手术被证实是甲亢的有效治疗手段之一,但是多数情况下,手术并非甲亢首选治疗方式,甲亢手术一定要有严格的适应证。手术治疗往往是希望迅速改善甲亢症状,比如渴望妊娠、恐惧暴露于辐射而不愿意接受放射性碘治疗。手术治疗的优点是甲状腺全切除术后可

以立即改善症状,没有复发的风险。手术治疗也适用于甲亢合并甲状腺结节和甲状腺癌的治疗。此外,甲状腺全切除术对改善多余肾上腺素引起的眼部症状有效。

明确诊断是甲亢治疗的前提,诊断和鉴别诊断流程如下。

(1)确定是否为甲状腺毒症:促甲状腺激素(thyroid stimulating hormone,TSH)和甲状腺激素。

(2)确定是否为原发性甲亢及原发性甲亢的病因:促甲状腺激素受体抗体(thyrotrophin receptor antibody,TRAb)、超声、摄碘率和核素显像。

(3)注意除外非甲亢的甲状腺毒症,非 Graves 病引起的不伴有甲状腺功能亢进的甲状腺毒症(甲状腺对放射性碘低摄取)常见病因有炎性疾病如桥本甲状腺炎导致的破坏性甲状腺毒症、寂静性甲状腺炎(包括产后甲状腺炎)、亚急性甲状腺炎、外源性 TH 等。

甲亢常见的病因有 Graves 病、毒性多结节性甲状腺肿(toxic multinodular goiter,TMNG)、甲状腺自主性高功能腺瘤(toxic adenoma,TA)、碘甲亢、垂体性甲亢及人绒毛膜促性腺激素(human chorionic gonadotropin,HCG)相关性甲亢,Graves 病的诊断应先排除其他原因所致的甲亢,再结合患者有眼征、弥漫性甲状腺肿、血 TRAb 阳性等诊断为 Graves 病。TRAb 阳性是 Graves 病诊断的重要指标。

病例 17:

患者郭某某,住院号:000460×××,女,23 岁,以"心慌、多汗、手抖 8 个月"为主诉入院,于我院查甲状腺彩超:甲状腺体积增大并弥漫性回声改变伴血流丰富;双侧颈部淋巴结肿大(考虑反应性)。查体:双侧眼球凸出(图 6-1-1),甲状腺弥漫性肿大Ⅲ度(图 6-1-2 ~ 图 6-1-4),可闻及血管杂音。

甲状腺激素及抗体检查见表 6-1-1。

诊断:Graves 病合并突眼。

表 6-1-1　甲状腺激素及抗体检查

项目	项目中文名称	检验结果	参考范围	单位
FT$_3$	游离三碘甲腺原氨酸	>46.08 ↑	3.28 ~ 6.47	pmol/L
FT$_4$	游离甲状腺素	>78.01 ↑	7.90 ~ 18.40	pmol/L
TSH	促甲状腺激素	0.005 ↓	0.560 ~ 5.910	μIU/L
TPOAb	甲状腺过氧化物酶抗体	547 ↑	0 ~ 34	IU/mL
TGAb	甲状腺球蛋白抗体	493 ↑	0 ~ 115	IU/mL
TRAb	促甲状腺激素受体抗体	19.40 ↑	0 ~ 1.75	IU/L
TSAb	甲状腺刺激抗体	>40.00 ↑	<0.55	IU/L

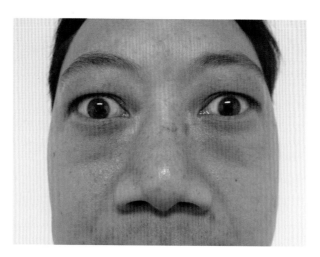

图 6-1-1　眼征

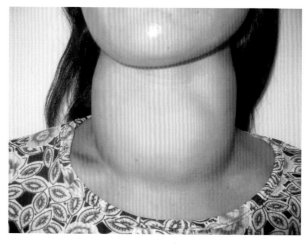

图 6-1-2　甲状腺肿（正面）

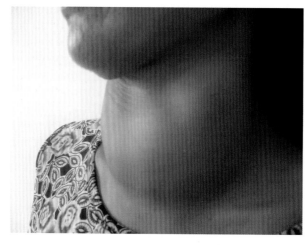

图 6-1-3　甲状腺肿（左侧）

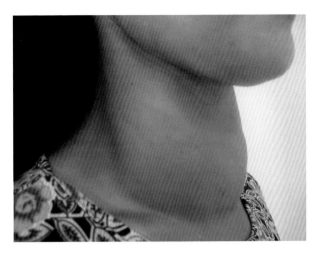

图 6-1-4　甲状腺肿(右侧)

突眼与胫前黏液性水肿和杵状指(趾)被认为是 Graves 病的甲状腺外典型表现。约 5% 患者有典型对称性胫前黏液性水肿,常与浸润性突眼同时或先后发生,多见于小腿胫前下 1/3 部位。初起时呈暗紫红色皮损。皮肤粗厚,以后呈片状或结节状叠起,最后呈树皮状,可伴继发感染和色素沉着。该病病程可长达数月至数年;一部分胫前黏液性水肿反复发作,治疗相当困难,而另一部分患者可自行痊愈。

有结节者须与自主性高功能甲状腺结节、多结节性甲状腺肿伴甲亢、甲状腺癌等相鉴别。同时,超声检查提示可疑恶性甲状腺结节及异常淋巴结时,应参照相关指南处理。非 Graves 病引起的伴有甲状腺功能亢进的甲状腺毒症(甲状腺对放射性碘高摄取)的常见病因有甲状腺功能自主的毒性甲状腺腺瘤、毒性多结节性甲状腺肿等。毒性甲状腺腺瘤多见于较年轻者,具有自主性分泌 T_3、T_4 的甲状腺腺瘤,最早由 Plummer 报道,故又称毒性甲状腺腺瘤为 Plummer 病,腺瘤可为单发性或多发性。在临床上,本病与 Graves 病不同,高功能腺瘤的 TH 分泌为自主性的,并非 TSH 受体抗体刺激引起,结节周围的甲状腺组织因 TSH 受抑制而呈萎缩改变,质地较韧,有时可压迫气管及喉返神经,显微镜下结节可呈腺瘤改变。甲亢症状较轻,某些患者仅有心动过速、消瘦、乏力或腹泻、不引起突眼;有些患者以心房颤动、心力衰竭或肌无力为主诉而就诊。甲状腺显像对诊断有意义,结节区可呈聚 [131]I 之"热结节",周围萎缩的甲状腺组织仅部分显影或均匀减低,甚至完全不显示(图6-1-5),此时需与先天性单叶甲状腺的扫描图像相鉴别。

多发性毒性甲状腺结节为有多发性结节且具有自主分泌 TH 的功能的结节性甲状腺肿。多数患者是在多个结节中有一个"热"结节,有的"热"结节在病理形态上表现为腺瘤样改变。多发性毒性结节中的"热"结节病因与毒性腺瘤相似。

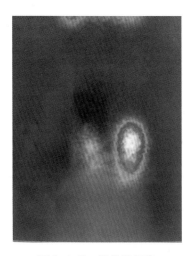

图 6-1-5　甲状腺显像

甲状腺左侧叶增大,摄取功能
增高;左叶上极提示"热"结节,右
叶功能轻度受抑。

　　毒性多结节性甲状腺肿又称为结节性甲状腺肿伴甲亢,其机制不明,是否有一种特异致病因素使某些非毒性结节性甲状腺肿发展为甲亢尚不清楚,也无法通过病理学特征把非毒性和毒性结节性甲状腺肿区别开来。从非毒性转变为毒性甲状腺肿的病变涉及甲状腺结节功能自主性建立。

　　与外科治疗相关的原发性甲亢主要包括 Graves 病、毒性多结节性甲状腺肿和甲状腺自主性高功能腺瘤。

69. 手术治疗甲亢的适应证有哪些?

　　目前在我国,手术仍是治疗中度以上甲亢常用而有效的疗法。Graves 病患者需要严格遵循手术的适应证,TMNG 及 TA 患者推荐采用手术治疗。Graves 病的手术适应证:①伴有压迫症状、中度以上的原发甲亢、胸骨后甲状腺肿。②经内科规范治疗效果不佳者。③对 ATD 产生严重不良反应者。④不宜行^{131}I 治疗或^{131}I 治疗效果不佳者。⑤合并甲状腺恶性肿瘤者(如病例 18)。⑥伴中重度 Graves 眼病者。⑦患者希望行手术治疗缩短疗程,迅速改善甲亢症状者。⑧合并甲状旁腺功能亢进需手术者,TMNG 及 TA 均为外科手术治疗的适应证。

病例 18:

患者刘某某,住院号:000458××××,女,48 岁,以"发现甲状腺结节 1 个月"为主诉入院,于我院查甲状腺彩超示:甲状腺体积增大并弥漫性回声改变伴血流略增多(请结合实验室检查);甲状腺左侧叶中下部实性结节伴钙化(TI-RADS 分级5 级);甲状腺右侧叶实性结节 TI-RADS 分级 4a 级);余甲状腺左侧实性结节(TI-RADS 分级 4 级);双侧颈部Ⅵ区淋巴结肿大(左侧 Met 可能)。细胞病理学穿刺提示:(甲状腺左侧实性结节)甲状腺乳头状癌,建议术中冰冻进一步明确(TBSRTC Ⅵ级)。甲状腺激素及抗体检查见表 6-1-2。

表 6-1-2 甲状腺激素及抗体检查

项目	项目中文名称	检验结果	参考范围	单位
FT_3	游离三碘甲腺原氨酸	6.82 ↑	3.28 ~ 6.47	pmol/L
FT_4	游离甲状腺素	34.92 ↑	7.90 ~ 18.40	pmol/L
TSH	促甲状腺激素	0.005 ↓	0.560 ~ 5.910	μIU/L
TPOAb	甲状腺过氧化物酶抗体	136 ↑	0 ~ 34	IU/mL
TGAb	甲状腺球蛋白抗体	3304 ↑	0 ~ 115	IU/mL
TRAb	促甲状腺激素受体抗体	9.42 ↑	0 ~ 1.75	IU/L

诊断:1. 甲状腺乳头状癌。

2. Graves 病。

70. 手术治疗甲亢的禁忌证有哪些?

Graves 病的手术禁忌证:①全身情况差,如伴有严重心、肝、肾等器质性病变,或合并恶性疾病终末期等消耗性疾病,不能耐受手术者。②妊娠早、晚期。TMNG 及 TA 的禁忌证同 Graves 病。除此之外,轻症可用药物治疗者以及甲亢未控制者不建议直接进行手术治疗。

伴 Graves 眼病患者需要结合眼病的严重程度,选择治疗方案。非浸润性突眼眼球突出较轻,患者一般无自觉症状。此类患者眼球本身并无突出,是上睑肌肉因交感神经兴奋过度,致痉挛收缩的结果,在术后甲亢症状得到纠正后,眼部症状可得到恢复。浸润性突眼(图 6-1-6 ~ 图 6-1-8)基本病变是眼球外的肌肉肥厚和球后水肿,在临床上即使手术治愈了甲状腺功能亢进,也不一定能解决患者伴有突眼的现象,甚至有可能加重突眼。因甲状腺功能亢进是由于体内产生的类似促甲状腺激素物质促使了甲状腺激素过多分泌的结果。而浸润性突眼可能是其他免疫物质影响或下丘脑分泌的一种叫突眼产生物过多有关。

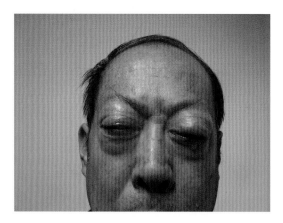

图 6-1-6　中重度活动性 Graves 眼病闭眼状态

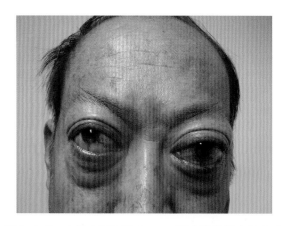

图 6-1-7　中重度活动性 Graves 眼病睁眼状态（正面）

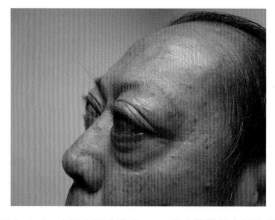

图 6-1-8　中重度活动性 Graves 眼病睁眼状态（侧面）

2021 年欧洲 Graves 眼病专家组发布的 Graves 眼病临床实践指南中,针对 Graves 眼病患者甲状腺功能亢进症治疗有更倾向性推荐。对于轻度非活动性 Graves 眼病:依据诊疗标准和患者意愿,可以选择任何甲状腺功能亢进症治疗方案;轻度活动性 Graves 眼病:首选抗甲状腺药物(ATD)或甲状腺切除术,如果选择放射性碘(RAI)治疗,应预防使用泼尼松/泼尼松龙;中重度长期非活动性 Graves 眼病:与轻度非活动性 Graves 眼病相同,如果选择 RAI 治疗且存在风险因素(吸烟、高 TSHR-Ab),则应考虑预防应用泼尼松/泼尼松龙;中重度活动性 Graves 眼病:甲状腺功能亢进症用 ATD 治疗直到 Graves 眼病治疗完成;威胁视力的 Graves 眼病:紧急情况下,Graves 眼病治疗应绝对优先。对于甲状腺功能亢进,应使用 ATD 治疗,直到完成 Graves 眼病治疗。

第二节 甲亢的术前准备

71. 术前医患沟通应包括哪些内容?

甲亢虽然是良性疾病,但手术创伤及风险较大,术后出血、喉部神经损伤、甲状旁腺功能减退等并发症发生率相对其他疾病高。甲亢手术须严格掌握手术适应证,术前应充分的医患沟通,使患者深刻理解手术治疗的目的、意义、风险和结局。如:①多数情况下,手术并非甲亢首选治疗方式,甲亢手术有严格的适应证。②手术后甲亢复发较甲状腺功能减退对患者更为不利。③甲亢术后需要长期随访定期复查,并极有可能需要持续药物治疗。④甲亢手术风险较大,术后并发症发生率较高。

72. 甲亢的术前药物准备都包括哪些?

甲亢患者的术前准备是关系到甲亢外科治疗安全和有效的关键。充分与完善的术前准备是保证手术顺利进行和预防术后并发症的重要措施。甲亢术前准备相关药物包括 ATD、碘剂、β 受体阻滞剂、糖皮质激素(图6-2-1)。对精神过度紧张或失眠者可适当应用镇静剂或安眠药,消除患者的恐惧心理。甲亢患者应在术前服用 ATD(ATD 过敏或不能耐受者除外),使甲状腺功能正常且稳定后再行手术治疗。碘剂在甲亢术前准备中曾经是一个传统的方法。β 受体阻滞剂能缓解甲亢临床症状,适用于甲状腺功能虽正常,仍合并心动过速的患者。临床上常用普萘洛尔,能控制甲亢症状,且用药后不引起腺体充血,有利于手术操作,但患者体内甲状腺素并不降低。术前可服用 β 受体阻滞剂控制心率至 90 次/min 以下,术后逐渐停用 β 受体阻滞剂。应用前须排除药物禁忌证,术前不用阿托品,以防止心动过速,哮喘患者以及心动过缓者慎用。

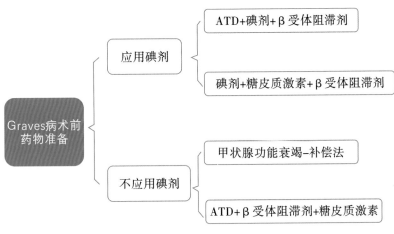

图 6-2-1 Graves 病术前药物准备

73. 抗甲状腺药物在甲亢的术前准备中有何作用?

各种应激、麻醉或手术操作等均有诱发甲状腺危象的可能,术前应使用 ATD 控制甲状腺功能正常且稳定,可一定程度上预防甲状腺危象的发生。硫氧嘧啶类药物能使甲状腺肿大和动脉性充血,而术前服用碘剂,可使甲状腺缩小变硬、减少甲状腺血供及术中出血。

74. 碘剂在甲亢的术前准备中有何作用?

碘剂卢戈液(Lugol's solution, LS)是法国内科医生 Jean Guillaume Auguste Lugol 在 1829 年发明的一种碘溶液。1923 年 Plummer 将 LS 用于甲亢的术前准备,使 Graves 病手术死亡率降至 1%,从此术前碘剂的应用成为甲亢术前准备的标准方法。其他碘剂种类较多,较为常用的为饱和碘化钾(SSKI)及碘化钾(KI)片等。对于 Graves 病患者,术前服用碘剂,如碘化钾溶液、饱和碘化钾溶液或无机碘,可减少甲状腺血供及术中出血。临床可按照《外科学》中的方法进行操作:复方碘化钾溶液(Lugol 液,含 8 mg 碘/滴),每天 3 次口服;从 5 滴开始,以后逐天每次增加 1 滴,至每次 16 滴为止,然后维持此剂量,准备 2 周。结合 2016 年版美国甲状腺协会(American Thyroid Association, ATA)指南及国内情况,也可采用如下方式:LS 每次 5~10 滴(或饱和碘化钾溶液每次 1~2 滴),每天 3 次口服,连服 10 d。由于碘剂主要是抑制蛋白水解酶的作用,阻抑甲状腺激素释放,而不能持续阻止甲状腺激素合成,应用 3 周以后将进入不应期,故必须严格掌握手术时机,服碘前完成各项检查,确定患者不存在手术禁忌证。因口味不佳,碘剂可与食物或饮料混合服用。与 Graves 病患者相比,饱和碘化钾溶液会加重多发毒性甲状腺肿患者的甲亢,所以 TMNG 及 TA 患者术前不常规推荐使用碘剂,可以用 ADT 和 β 受体阻滞剂。碘剂在甲亢术前准备中曾经是一个传统的方法,因其可以有效减少甲状腺激素的释放,减少甲状腺血流,而被传用至今。随着对甲亢疾病认识的改变、药物治疗方法的改进、能量外科手术器械的应用,无论在甲亢症状的控制方面,还是手术中操作安全性方面,都得到显著提高,碘在甲亢术前准备的地位有下降趋势。

75. 什么是"甲状腺功能衰竭-补偿法"?

对于没有条件服用碘剂的患者,有学者提出采用"甲状腺功能衰竭-补偿法",即 ATD 和左旋甲状腺素(levothyroxine,L-T$_4$)合用的方法,进行术前准备。该法分为甲状腺功能"快速抑制期"及"功能补偿期"两个阶段。第一阶段先用 ATD 抑制甲状腺素合成,一般需要 2 个月左右,当血清 FT$_3$、FT$_4$ 达到正常后即可进入第二阶段。第二阶段除继续应用相同剂量的 ATD 外,还加用 L-T$_4$,产生抑制 TSH 效应,使甲状腺缩小,血供减少,有利于手术操作,第二阶段一般 2 个月,可延长至 2~4 个月。经该方法准备后,术中会发现甲状腺质地柔软,无血管怒张。但该方法缺点是:准备时间较长,对冠心病、高血压患者,应适当控制 TH 的用量。

76. 不使用碘剂的术前准备方法有哪些?

随着 ATD 的临床应用,许多国家已经对碘剂不作常规推荐。碘剂在术前准备中的权重正在降低,手术前碘准备的主要目的已经从控制甲亢症状,减少甲状腺血流,逐渐演变成为更加注重功能的保护,如降低喉返神经损伤及甲状旁腺功能损伤发生率、减少术后血肿形成。最新的多项研究显示,Graves 病患者未进行碘准备的情况下行甲状腺全切除和近全切除术,喉返神经暂时性及永久性损伤的概率、甲状旁腺暂时性及永久性功能低下和甲状腺危象的发生率与文献报道的发生率相同。考虑这可能是由于手术技术的进步,超声刀及电刀等各种能量器械的使用,导致术中出血问题对手术的影响越来越小。除了采用"甲状腺功能衰竭-补偿法"外,有学者提出另一种不服用碘剂的准备方法(ATD+β 受体阻滞剂+糖皮质激素):术前甲状腺功能降至正常并稳定,术前心率>90 次/min 者加用普萘洛尔等药物使心率降至 90 次/min 以下,不服用碘剂。术中常规使用激素氢化可的松 200 mg 1 次。

77. 哪些情况术前准备未使用 ATD?

某些甲亢患者对 ATD 不能耐受或需在较短时间内接受手术而术前甲状腺功能未能控制正常,可联合使用碘剂、β 受体阻滞剂、地塞米松和(或)消胆胺进行快速准备。国内有学者提出可联合碘剂、糖皮质激素、β 受体阻滞剂行 7 d 手术准备,具体用法是:LS 口服 7 d,3 次/d,每次 0.75 mL(相当于 15 滴)(图 6-2-2);第 4 天起加用地塞米松针剂 20 mg 静脉滴注,每天 1 次,连用 3 d 后手术,术前 1 d 开始口服普萘洛尔将心率控制在 90 次/min 以下。地塞米松用于甲亢术前准备的原理有以下几种推断:①地塞米松作为肾上腺糖皮质激素,对甲状腺功能可产生很大影响,表现为抑制甲状腺摄取,使 TT_3、TT_4 减少;②作用于周围组织抑制 TT_4 向 TT_3 转化;③抑制 TRH 合成和释放,降低垂体对 TRH 的反应,抑制 TSH 的产生,从而影响甲状腺功能;增加甲状腺结合前蛋白的浓度,降低游离甲状腺激素的释放。

在应用糖皮质激素时需要警惕甲亢性低钾性周期性瘫痪,患者突然发生肢体肌肉无力和瘫痪,血清钾明显降低。糖皮质激素的应用是其诱因之一,急性甲亢性周期性瘫痪发作期使用钾盐有效,而 β 受体阻滞剂可预防其发作。还有部分患者合并家族性低钾性周期性瘫痪,而甲亢作为诱因使周期性瘫痪发作。临床上必要时,将地塞米松针剂和氯化钾针剂同时应用。

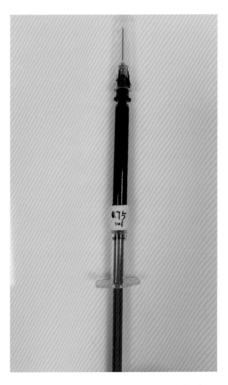

图 6-2-2　LS 0.75 mL(相当于 15 滴)标识图

第三节　甲亢的手术方式

78. 甲亢的外科手术方式有哪些?

目前,甲状腺切除范围存在争议。常用的手术方式有双侧甲状腺次全切除术、一侧腺叶切除+对侧次全切除术、双侧甲状腺近全切除术、全甲状腺切除术。是否保留部分腺体组织的手术方式各有优缺点:①难以确定保留组织大小的标准以及保留组织量与术后正常甲状腺功能的关系。②切除全部甲状腺组织需以应用甲状腺素替代治疗为前提,但可以消除甲亢复发的可能性。甲状腺次全切除术的治愈率可达70%以上,但可引起多种并发症。有的病例于术后多年仍可复发或出现甲减。有专家推荐采用 Hartley-Dunhil 术式(一侧全切,另一侧次全切)。甲状腺功能亢进症外科治疗中国专家共识(2020 版)推荐:Graves 病及TMNG 患者的手术方式首选甲状腺近全或全切除术。其次,Graves 病及 TMNG 患者手术方式可选甲状腺一侧腺叶切除+对侧腺叶次全切除术或双侧腺叶次全切除术。TMNG 较Graves 病更容易出现结节复发,所以对其推荐术式为全甲状腺切除术或双侧甲状腺近全切除术。TA 因病变局限,手术以切除肿瘤为主,尽可能避免术后甲状腺功能减退。应根据腺瘤的部位首选同侧腺叶切除术或峡部切除术。甲亢合并甲状腺癌患者手术方式首选甲状腺近全或全切除术加同侧中央区淋巴结清扫术(图6-3-1)。

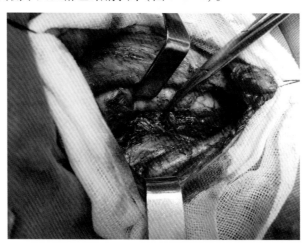

图 6-3-1　甲亢合并右侧甲状腺癌(甲状腺全切+右Ⅵ区淋巴结清扫术)右侧术野

79. 如何选择甲亢的外科手术方式?

对治疗 Graves 病的甲状腺切除范围是存在争议的,根据 Graves 病术后复发和终身服用甲状腺素替代治疗的风险来选择甲状腺次全切除术、甲状腺近全切除术或甲状腺全切除术。过去,在美国治疗 Graves 病的标准术式是甲状腺双侧叶次全切除术。为了保留正常的甲状腺功能降低喉返神经损伤和甲状旁腺功能低下的风险,同时减少持续性和复发性甲亢的风险,甲状腺次全切除术存在的问题是,难以确定保留组织大小的标准以及保留的组织量与术后正常甲状腺功能的关系。有研究表明 40% ~60% 的 Graves 病患者在行双侧甲状腺次全切除术后 20 年内出现甲减。甲状腺双叶次全切除术后残留甲状腺组织量导致 8% ~28% 的患者术后出现甲亢复发。

在可以应用甲状腺激素替代治疗的前提下,可选择甲状腺全切除术治疗 Graves 病(图 6-3-2)。切除全部甲状腺组织后消除了持续或复发性甲亢的可能性。持续性或复发性甲亢是一种特别不好的情况,因为这可能导致放射性碘治疗效果差,或增加治疗后再次手术的发病风险。甲状腺全切除术后患者都需要服用替代剂量的甲状腺素,所以只需要定期复查即可。此外,甲状腺全切除术消除了在眼外肌、眶周结缔组织、视神经内与 TSH 抗体或其他抗体形成交叉反应的抗原。

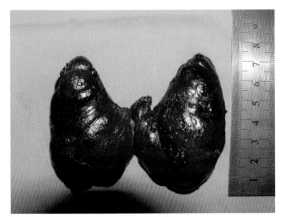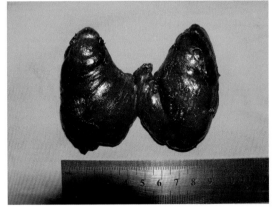

图 6-3-2　甲亢甲状腺全切手术标本

多发结节毒性甲状腺肿因可能存在压迫症状并且放射性碘治疗引起的放射性甲状腺炎可使甲状腺体积增大,造成气道阻塞加重,所以,手术切除甲状腺是一种首选的彻底的治疗方案,最好的手术方式是甲状腺近全切除术或全切除术(图 6-3-3)。手术既消除了复发的风险又能确认切除甲状腺结节的组织类型和排除合并甲状腺癌。

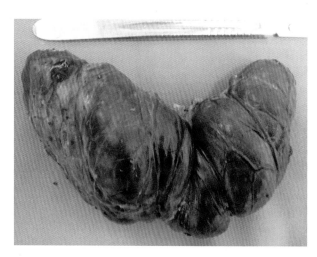

图 6-3-3 多发结节毒性甲状腺肿手术标本

服用硫脲嘧啶类药物不能治愈单发毒性甲状腺肿,因此不能作为主要治疗方案。单发毒性甲状腺肿手术治疗方法为甲状腺腺叶切除。手术治疗的优点是切除甲状腺结节,立即减轻了甲亢症状及解决压迫症状,也避免了甲状腺正常组织的射线暴露,并可确诊某些罕见的可疑癌变组织。

第四节 甲亢外科手术的并发症

80. 甲亢手术有哪些并发症?

手术治疗甲亢的缺点是甲状腺切除术后的并发症(图6-4-1)。

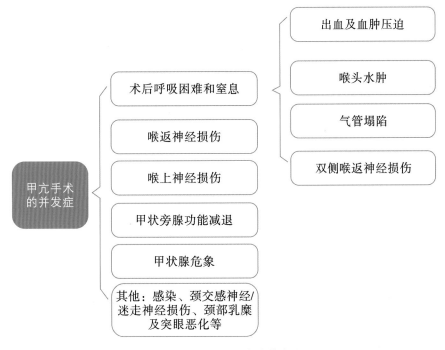

图6-4-1 甲亢手术的并发症

(1)术后呼吸困难和窒息

术后呼吸困难和窒息是术后最危急的并发症,多发生在术后48 h内。如不及时发现、适当处理,则可发生窒息而危及生命。常见原因为:①出血及血肿压迫,术后出血可因患者剧烈咳嗽,躁动,负压吸引力过大,保留甲状腺切面渗血、颈前肌群或软组织出血、术中结扎血管不当等使结扎线头脱落或能量器械凝闭的血管再次开放所致。②喉头水肿,主要是手术创伤所致,也可因气管插管引起。③气管塌陷,由于甲状腺肿长期压迫气管,可致气管软骨环软化。甲状腺未切除前,由于腺体的牵拉,气管不致塌陷;术后可使软化的气管塌陷,加上肺内负压作用,更加重气管塌陷。④双侧喉返神经损伤,很少发生。双侧喉返神经后支损伤后,声带处于内收位使声门关闭。各种原因引起的呼吸困难,其症状产生的时间及发展的速度有所不同。双侧喉返神经损伤及气管软化症状出现快,进展也快。血肿压迫及喉头水肿是引起呼吸困难的常见原因,多数发生在手术后 24 h 左右,发展可能是渐进性的,但对这种情况更应警惕。

(2)喉返神经损伤

可分暂时性和持久性损伤 2 种,前者为术中误夹或过分牵拉喉返神经所致,后者为神经切断或缝扎所致。约 2/3 以上的患者是暂时性损伤,可在手术后几周内恢复功能。单侧喉返神经损伤主要的临床表现包括声嘶和呛咳,近些年的研究结果可以认为,饮水呛咳也是单侧喉返神经损伤不可忽视的临床表现。动物实验证实喉返神经损伤会导致声门下吞咽感觉传导异常,从而导致舌及咽喉不能协调运动。当甲状腺术后早期出现声音嘶哑和(或)呛咳时,均应考虑单侧喉返神经损伤的可能。一侧喉返神经损伤引起的声音嘶哑,可由健侧声带过度地内收而代偿,喉镜检查虽仍可见患侧声带外展,但无明显的声音嘶哑。不同类型喉返神经损伤的临床表现相近,单纯通过症状不能判断损伤类型。在未使用神经监测技术的情况下,甲状腺手术喉返神经损伤率可能会被低估。双侧喉返神经损伤会导致声带麻痹,引起失音或严重的呼吸困难。

甲状腺术中喉返神经保护经历从 Billroth 的区域保护法到 Kocher 的被膜保护法(紧贴腺体结扎甲状腺下动脉以避免损伤喉返神经),再到 Lahey 的显露保护法(常规解剖识别喉返神经),历经百年变迁。直至 1966 年,Shedd 等首次报道术中神经监测技术在甲状腺手术中的应用,为喉返神经保护提供了重要辅助工具。自此,以解剖显露为神经保护的金标准时期,向神经监测技术介导下的神经功能保护时代迈进。

国内外专家研究证实甲状腺术中常规解剖喉返神经可降低喉返神经损伤发生率。主动解剖喉返神经可明确神经分支情况以及与周围组织关系,可更加确切、大胆地进行结扎、止血等操作。相反,为保留腺体背侧包膜而不显露喉返神经时,手术操作存在盲目性,反而增加神经损伤风险,且易导致手术切除范围不足,增加再次手术的风险。但同时,有人认为显露喉返神经有牵拉、钳夹及热损伤神经的风险,应强调准确的神经识别及精细化操作在甲状腺手术中的重要性。

仅依靠传统方法主观辨认避免神经损伤存在局限性。喉返神经的解剖完整性并不等同于功能完整性,以术中神经监测技术为辅助工具,以肌电信号为客观参数,协助手术决策具有重要意义。随着该技术在临床应用日益广泛,神经监测技术早已不局限于"听音定位"和"听音定损",开展较好的中心已能熟练地对不同肌电信号波形进行识别,使神经监测技术从"治标"的精准定位,辅助解剖喉返神经,进阶发展至可分析神经损伤机制、早期预警神经损伤、指导神经伤后恢复、预判术后嗓音功能等"治本"应用。对于手术情况复杂、手术风险较高的患者应用神经监测技术，学界普遍持肯定态度。复杂甲状腺手术中神经监测技术除准确定位识别正常喉返神经外，对于罕见的非返性喉返神经能够做到精确识别，且能够实时监控神经完整性也是其相较于传统技术的一大优势。中国版 IONM 指南推荐复杂高风险甲状腺术中运用 IONM 技术适应证中包括甲状腺功能亢进患者、术前超声提示腺体大且内部供血丰富者。

术后出现声音嘶哑亦不仅仅是因为喉返神经的损伤。Kikura 通过追踪随访全麻气管插管术后出现声音嘶哑的患者，排除各方面原因和术后对患者进行喉镜检查表现为双侧声带水肿、充血，发现可能是因为手术插管、拔管操作不当或麻醉时间过长而损害声带，导致术后出现声音嘶哑。庄佩耘等建议应用频闪喉镜、纤维鼻咽喉镜吞咽功能检查、喉肌电图检查以及动态 CT 扫描综合评估术前及术后喉功能，确定嗓音功能有无损伤、鉴别损伤原因，对于单侧环杓关节脱位的患者可给予局麻下喉镜下的杓状软骨复位治疗，嗓音康复治疗、声门旁脂肪注射治疗可用于单侧声带麻痹，肉毒素注射、杓状软骨部分切除术可用于双侧声带麻痹治疗。

喉部损伤喉表现可能为如下体征：声音嘶哑、发音无力、气息样声音；呛咳、误吸、隐性肺炎、伴发吞咽问题；发声穿透性减弱、高音发声困难、频率范围改变；出现慢性咳嗽；咽痛、咽部异物感；如果双侧声带损伤，声门区狭窄，出现呼吸困难的表现。声带运动障碍按照病因可分为神经源性和非神经源性。神经源性声带运动障碍根据神经损伤的严重程度将其分为声带轻瘫和声带麻痹；按神经损伤的部位分为中枢性麻痹和周围性麻痹；按照损伤的神经类型可分为喉返神经麻痹、喉上神经麻痹、混合性神经麻痹以及联合性声带麻痹。嗓音功能损伤与甲状腺疾病的关系如下（图6-4-2）。

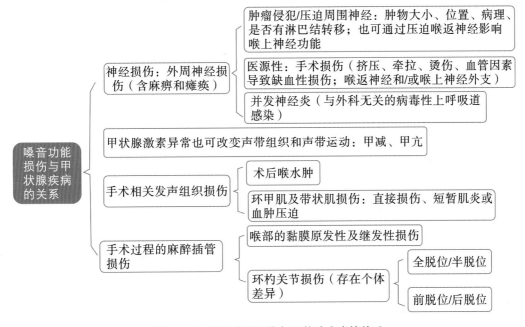

图6-4-2 嗓音功能损伤与甲状腺疾病的关系

（3）喉上神经损伤

多数系分离切断甲状腺上动、静脉时未贴近甲状腺，或集束结扎甲状腺上动、静脉所致。喉上神经起自迷走神经近第2颈椎水平（颈总动脉分叉以上约4 cm）的结状神经节，在距发出点约1.5 cm（相当于舌骨大角平面）处分成内支和外支：喉上神经内支（internal branch of superior laryngeal nerve，IBSLN）主要含一般内脏感觉纤维，分布于声带以上区域的黏膜，亦有小部分运动纤维分布于杓肌；在舌骨大角下与喉上动脉伴行，与喉上动脉共同穿过甲状舌骨膜入喉。喉上神经外支（external branch of superior laryngeal nerve，EBSLN）主要含特殊内脏运动纤维，主要支配咽下缩肌和环甲肌运动，维持声带张力，44%～68%的EBSLN支配环甲肌后，穿过环甲膜支配同侧甲杓肌前部，亦有感觉神经纤维分布在声门下区。EBSLN的主要功能包括：①支配环甲肌运动。环甲肌收缩可使环状软骨向后移位、抬高，甲状软骨向下倾斜，从而增加喉部前联合与后联合之间距离，由此声带的长度和紧张度增加，影响声带振动的频率和声音的音色。②支配咽下缩肌及食管入口周围肌肉运动。③参与部分声门及声门下区感觉传导。④与喉返神经（recurrent laryngeal nerve，RLN）形成人类语言交流神经（human communicating nerve，HCN）吻合支，辅助RLN功能。

喉上神经损伤临床表现为：①单侧EBSLN损伤时，可引起环甲肌瘫痪，患侧声带张力减低，发声时可出现音调降低、音域变窄、嗓音低沉无力、最大发音时间缩短、无法高声言语或呼喊等音质改变。②双侧EBSLN损伤时，其音色、音质改变更为明显，可出现音调降低、音色单调等改变。③合并RLN受损时，EBSLN损伤更容易被忽视。与单纯RLN损伤相比，联合损伤时气道较宽，不易发生气道阻塞，但分泌物误吸严重。

此外，在15%～85%的病例中RLN与SLN之间存在交通吻合关系，主要体现在以下4个方面：①盖仑神经吻合支（Galen's anastomosis，GA），IBSLN末梢与RLN后支末梢的吻合。Sanudo等指出，在几乎所有的患者中均存在Galen吻合。传统观点认为Galen吻合主要是感觉神经纤维的吻合，但目前也有新的证据表明一些运动神经元的功能也包含在其中。②人类语言交流神经（human communicating nerve，HCN），EBSLN末梢和RLN前支末梢的吻合，可穿过环甲肌外膜继续延伸入喉，支配声带的前1/3，41%～85%的患者存在HCN，可能是术中探测EBSLN诱发声带肌电反应的原理所在。③IBSLN与RLN在杓状软骨间的吻合。④IBSLN与RLN在甲杓肌区域的吻合。EBSLN也可存在1～2个分支进入甲状腺上极周围被膜，或存在分支参与咽部神经丛的构成，以及支配咽下缩肌及食管入口周围肌肉的运动。59%～82%的SLN及其分支也常与颈交感干吻合成袢（喉上神经袢）。

《外科学》指出喉上神经内支损伤，可使咽喉黏膜的感觉丧失，易引起误咽，尤其是饮水时呛咳。传统认为，饮水呛咳是喉上神经内支损伤的结果。而在实际操作中，喉上神经处于甲状腺上极血管内侧或更高位置，解剖上并不易损伤，并且喉上神经内支解剖位置较深在，更不易损伤。一些研究结果认为，饮水呛咳也是单侧喉返神经损伤不可忽视的临床表现，可能因为喉返神经损伤后，喉肌运动减弱，在吞咽过程中导致喉上升不全，会厌不能完全遮盖气道开口，声门亦不能完全关闭，故出现饮水呛咳的症状。环甲肌作为 EBSLN 的效应肌肉，术中应重视保护 EBSLN 及环甲肌。

（4）甲状旁腺功能减退

甲状旁腺损伤导致的术后甲状旁腺功能减退仍然是困扰甲状腺外科医师的难题。甲状旁腺损伤主要包括挫伤、血供障碍及误切。暂时性甲状旁腺功能减退会造成一过性低钙症状，但对患者生活质量不会造成大的影响；而永久性甲状旁腺功能减退则会造成永久性的低钙症状，多以手足麻木和四肢抽搐为表现，严重影响患者的生活质量。甲状腺全部、次全或部分切除术后均可发生暂时性或永久性甲旁减。甲状旁腺血液循环障碍为暂时性低钙血症低血钙性手足搐搦症的最常见原因。PTH 的生理功能是调节体内钙的代谢并维持钙和磷的平衡。若术后发生甲状旁腺功能低下时，可出现低钙高磷血症，导致肢体麻木甚至抽搐。主要症状是神经应激性增高，可有焦虑、肢端或口周麻木，Chvostek 及 Trousseau 征阳性。严重时可有腕、足痉挛，甚至发生咽喉及膈肌痉挛，引起窒息。甲状旁腺下动脉来自甲状腺下动脉的分支，而甲状旁腺上动脉除主要来自甲状腺下动脉外，少数可来自甲状腺上动脉分支。甲状腺与甲状旁腺之间有细小动脉交通支联系，因此，甲状腺手术即使不伤及甲状旁腺也易因交通支的减少而出现甲旁减。如血液供应逐渐恢复，其功能可于术后数月内逐渐转为正常，故一过性甲旁减亦不应列为手术并发症。再次甲状腺手术容易导致甲旁减。

（5）甲状腺危象

甲状腺危象是甲亢手术后危及生命的并发症之一。甲状腺危象往往在手术后短期内发生，多数发生于手术后 12～36 h。起病急、发展快，以多系统受累为特点。主要表现为发热和心率增快，症状往往发展很快，体温可迅速升至 39 ℃，脉率增至 120～140 次/min 以上。可出现烦躁不安、谵妄，甚至昏迷；也可表现为神志淡漠、嗜睡。可有呕吐及水泻，以及全身红斑及低血压。甲状腺危象是甲亢术后的严重并发症，多发生于术后 12～36 h，轻柔的手术操作是预防的关键之一。在过去甲状腺危象被认为是由于手术挤压，TH 释放入血引起，但不能简单地认为甲状腺危象是单纯血中 TH 升高引起。在采用术前碘剂准备后，该并发症的发生率显著下降。发病原因尚不明了，但危象发生多数与术前准备不充分、甲亢症状未能很好控制、基础代谢率高、特殊状态下肾上腺皮质激素效能不足（重度甲亢时肾上腺皮质对 ACTH 刺激反应能力下降，意味着重度甲亢患者肾上腺皮质的应激能力降低）及手术应激有关。临床上也表现为因甲状腺过量释放而引起的肾上腺素能兴奋现象。

治疗重点是降低血液循环中甲状腺素的浓度，控制心肺功能失调，预防和治疗并发症。预防的关键在于甲亢手术前应有充分、完善的准备，使血清甲状腺素水平及基础代谢率达到或接近正常，脉率降低至 90～100 次/min，其他甲亢的症状有明显改善。

（6）其他并发症

感染、颈交感/迷走神经损伤、颈部乳糜及突眼恶化等。

81. 如何看待甲状腺术后甲减？

目前,甲亢的术后复发率明显下降。准确判断手术时应该保留多少腺体为最佳往往是比较困难的,而且每个患者的情况也不尽相同,需要考虑到患者的年龄、甲状腺功能亢进的程度、腺体的大小以及残余腺体的血液供应等情况。但是,目前大多数学者主张术后宁愿出现甲状腺功能减退,而不希望出现甲亢复发,或为了尽量去除病变组织（如恶性病变或可产生自身免疫性炎症的组织）倾向于术中多切除甲状腺组织。Graves 病目前属于公认的自身免疫性疾病,只要有甲状腺组织存在,自身免疫性抗体就会持续对残余甲状腺组织发生作用。如果 L-T$_4$ 供应不存在困难,那么甲状腺全切较甲状腺近全切或甲状腺次全切的效果好。因为,甲减的治疗较甲亢复发容易得多,可采用药物纠正,而甲状腺复发后的治疗较为复杂,因对复发者来说,以后在进行手术时,手术风险相对较大,术后并发症也较第一次多。减少复发或其他并发症是以增加甲减的发生率为条件和代价的,一些专家认为术后出现甲减是手术成功的标志,而不应该列为并发症。除甲状腺组织不足外,甲减还可能与其本身的固有病变有关。Graves 病若合并慢性淋巴细胞性甲状腺炎,因为自身免疫性炎症,即使留有较多的甲状腺组织,甚至不行手术切除也最终出现自发性甲减。而且单从病理形态检查中不一定能查出自身免疫性病变的形态学依据。

82. 如何看待甲状腺术后甲旁减？

甲状旁腺形态小,解剖位置、数量变异多见,尤其下位甲状旁腺定位困难,特别是被脂肪团包裹时,肉眼识别难上加难。腺体犹如米粒或似压扁的黄豆,直径为 3 ~ 6 mm,呈棕黄色或黄色,有时呈淡红色,取决于主细胞含量和生成的血管量,表面光滑。甲状旁腺通常位于甲状腺侧叶后缘、真假被膜之间的疏松结缔组织内,但有时有 1 或多个或藏于甲状腺实质内（又称为迷走甲状旁腺）,或位于假被膜之外、气管周围的结缔组织内,也有低达纵隔的。甲状旁腺的数目因人而异,一般有 4 个（我国人群为 48% ~62%）,左右各有两个,>4 枚（主要为 5 枚）占 2.5% ~20.0% ,3 枚占 2.0% ~3.6% ,我国人群中 2 枚者约占 15.0%。单个甲状旁腺重量为 10 ~70 mg,多在 35 ~40 mg。

　　熟悉甲状旁腺解剖及分布的规律有利于术中寻找甲状旁腺,多数甲状旁腺紧附于甲状腺左、右两叶背面,常位于甲状腺固有被膜和外科被膜间的纤维囊内。上位甲状旁腺位置相对固定,通常多位于甲状腺后缘中间或中上 1/3 交界处,80%～85% 集中在以甲状软骨下角(或喉返神经与甲状腺下动脉交点上方 1 cm)为圆心、半径为 1 cm 的圆形区域内;约 10% 位置更高,位于甲状腺腺叶上极后方或咽后间隙;另约 5% 位置稍低,位于腺叶的中 1/3 后方,有时被甲状腺下动脉、喉返神经或 Zuckerkandl 结节所遮盖。下位甲状旁腺位置变异较大,大多数(约 80%)位于甲状腺下极与胸腺之间的区域,其余可位于甲状腺前面、气管前面、胸腺内、纵隔内、甲状腺实质内或颈动脉鞘内等区域。

　　根据甲状旁腺与甲状腺的位置关系及原位保留的难易程度将甲状旁腺分为 A、B 两型(A 型为紧密型,即甲状旁腺与甲状腺的关系紧密、相对较难原位保留。B 型为非紧密型,即甲状旁腺与甲状腺之间有自然间隙,比较容易原位保留)。一般认为 B 型比 A 型更容易原位保留,A1 型(甲状旁腺与甲状腺表面平面相贴)比 A2 型(甲状旁腺部分或完全嵌入甲状腺内,但是位于甲状腺固有被膜外)可能更容易原位保留(图 6-4-3),A3 型(甲状旁腺完全位于甲状腺组织内,与 A2 型的区别是在甲状腺固有被膜内)不可能原位保留(图 6-4-4)。甲状腺手术即使不伤及甲状旁腺也易因交通支的减少而出现甲旁减。

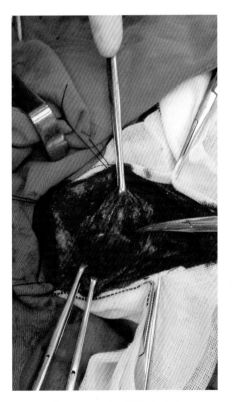

图 6-4-3　A2 型甲状旁腺

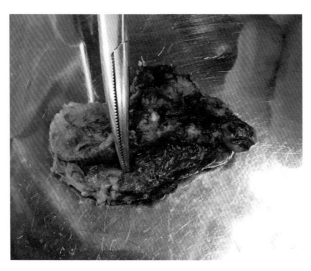

图 6-4-4　A3 型甲状旁腺

大多数甲状旁腺均由独立的终末型动脉供血(3 级终末血管)。80% 的病例可以发现 1 支动脉供血,少数由 2 支或更多动脉供血。80% 上位甲状旁腺血供来源于甲状腺下动脉上行支,其余来源于甲状腺上动脉的分支或甲状腺上动脉与下动脉的吻合支。下位甲状旁腺的血供主要来源于甲状腺下动脉,有时候利用甲状腺下动脉可有助于识别下位甲状旁腺。在部分病例中,尤其是当甲状腺下动脉缺失(1% ~6%)时,下位甲状旁腺的血供可来源于甲状腺上动脉、甲状腺最下动脉、胸腺、纵隔、气管及食管等处动脉。手术中为了保留甲状旁腺的血供,应采取精细化被膜解剖技术,即紧贴甲状腺固有被膜处理进出甲状腺的 3 级终末血管,而不应结扎甲状腺上、下血管的主干。因此,在行甲状腺切除时,应仔细解剖及保留甲状腺上动脉后支、甲状腺下动脉主干(尤其重要)及甲状旁腺重要的营养支,以保证上、下位甲状旁腺的血供(图 6-4-5)。术前有效纠正中-重度甲状腺功能亢进及严重甲状腺功能减退,可能会减少术中甲状旁腺损伤,提高手术安全性。

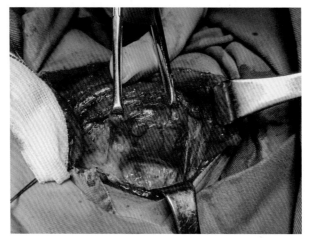

图 6-4-5　下甲状旁腺及其血供(应仔细评估,必要时策略性移植)

一般情况下,原位保留 1 枚及 1 枚以上具有良好血供的甲状旁腺,术后几乎不会发生严重的永久性甲状旁腺功能低下。因此,以往甲状腺手术中保护甲状旁腺的总策略应遵循"1+X"原则。"1"即对于发现的每一枚甲状旁腺都应该当作唯一(最后)1 枚甲状旁腺对待,认真解剖,仔细保护;另一意思是在每一例甲状腺手术中至少要确切辨认 1 枚甲状旁腺。"X"即手术中应努力保护更多的甲状旁腺。因为不知道患者有多少枚甲状旁腺,更不知道哪一枚甲状旁腺在发挥主要功能。同时,由于患者可能只有 2 枚甲状旁腺,且可能位于同侧。因此,即使只涉及一侧甲状腺手术,也应重视甲状旁腺的保护。甲状腺围手术期甲状旁腺功能保护指南(2018 版)中指出目前旁腺保护总策略为"1+X+1",后一个"1"的意思是对于具有中央区复发高危因素的患者,在原位保留至少 1 枚具有良好血供的甲状旁腺基础上,可策略性移植至少 1 枚甲状旁腺。

甲状旁腺可通过肉眼、正显影及负显影等方法来帮助辨认,但最重要的是要学会肉眼辨认甲状旁腺。根据甲状旁腺的解剖部位、外观及对缺血的耐受性等来综合判断。通常甲状旁腺不易与脂肪滴、淋巴结、异位甲状腺及异位胸腺相区别。

由于多数甲状旁腺被外周脂肪组织部分或完全包裹,因此甲状旁腺与脂肪滴二者不易区别。其鉴别要点为:①颜色。甲状旁腺一般为棕黄色或棕褐色(依含主细胞的量不同其颜色而异),而脂肪滴为淡黄色。②包膜。包裹甲状旁腺的脂肪有完整的包膜,用尖刀片挑开包膜后可发现棕黄色或棕褐色的甲状旁腺,而脂肪滴没有包膜,用尖刀片挑开没有棕黄色或棕褐色的组织。

甲状旁腺与淋巴结的鉴别要点为:①颜色。甲状旁腺是棕黄色或棕褐色,而淋巴结为淡红色(肉色),有的苍白。②厚度。这是鉴别甲状旁腺与淋巴结的关键点之一。一般情况下,甲状旁腺的厚度与长宽径相比较薄,一般仅 1～2 mm,很少>3 mm,而淋巴结相比较厚,其长宽厚三径比较接近。③质地。甲状旁腺的质地软,而淋巴结的质地相对较硬,尤其是有癌转移的淋巴结更硬,合并桥本甲状腺炎的淋巴结次之。④色泽。甲状旁腺的色泽好、润泽,而淋巴结相比色泽差,不润泽。⑤表面。甲状旁腺外形较规则,表面光滑,有较规则的细小脉络,而淋巴结外形可能不规则,欠平滑,表面的脉络不均匀,在放大镜下更明显。

甲状旁腺与分散(迷走)的胸腺及甲状腺结节的鉴别要点为:①颜色。甲状旁腺是棕黄色或棕褐色,而分散的胸腺组织往往是殷红色,甲状腺组织与原位的甲状腺组织一样。②外形。分散(迷走)的胸腺及甲状腺结节往往较厚,长宽厚三径相近。③大小。正常的甲状旁腺的最大径一般<6 mm,很少>8 mm,而分散(迷走)的胸腺及甲状腺结节往往在 10 mm 左右。另外,甲状旁腺对血供变化较敏感,损伤其动脉后颜色变浅,甚至苍白,损伤其静脉后因为淤血变为紫色,而淋巴结、脂肪滴及分散的胸腺及甲状腺组织对血供的变化没有这么敏感。因此,在手术中如果发现术区出现一个原来没有的紫色小结节,要高度怀疑这是一个淤血的甲状旁腺。

纳米炭在甲状腺手术中有助于辨认甲状旁腺进而使之得到保护,预防术后发生甲状旁腺功能低下。纳米炭甲状旁腺负显影辨认保护技术有助于术中辨认及保护甲状旁腺,降低术后甲状旁腺功能低下发生率。甲状腺黑染有助于辨认 A1、A2 及 A3 型甲状旁腺,中央区淋巴结黑染有助于辨认 B1 型甲状旁腺(甲状腺周围型)。大多数学者推荐术中注射纳米炭。此方法可以完全避免皮肤被黑染的缺点,几乎不会延长手术时间,部分外科医师选择术前注射纳米炭,尤其是腔镜甲状腺手术医师。

甲状旁腺组织具有在近红外光谱中显示自发荧光的特征。其机制未明,可能的假设是荧光组织均存在于甲状旁腺和甲状腺组织中,而甲状旁腺更多,周围组织中没有。利用这种效应可帮助术中识别和保存甲状旁腺(图 6-4-6a、图 6-4-6b)。需要注意的是,自体荧光技术不能代替术中医生仔细的分离。该技术是帮助而不是替代医生的技巧和经验。自体荧光明显的技术缺点在于不能分辨旁腺血运是否完好。使用时,先肉眼察看术野判定甲状旁腺,然后继续分离前再用自体荧光探查(探针式或者影像式)甲状旁腺,或者在术者完整分离暴露甲状旁腺后进行验证使用,肿瘤切除后送检前可在标本中再次探查甲状旁腺荧光。

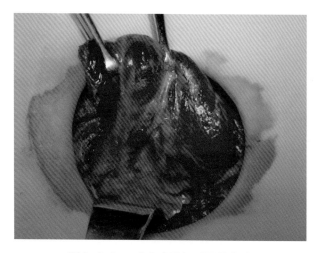

图 6-4-6a　术中肉眼识别甲状旁腺

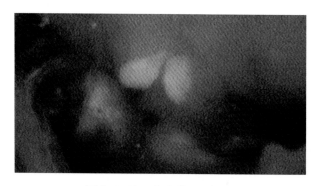

图 6-4-6b　发光的甲状旁腺

术中确认甲状旁腺的方法主要包括冰冻病理学检查(仅切取 1~2 mm 甲状旁腺组织送检即可)及检测组织液中 PTH 浓度(如电化学发光法、免疫层析法、胶体金免疫试纸法等)(图6-4-7)。前者是术中证实甲状旁腺的金标准,但该方法需切取部分甲状旁腺送检,会损失部分甲状旁腺组织,从而减少自体移植甲状旁腺的组织量,且耗时长、费用高,对病理科医生要求较高;后者操作简便,胶体金免疫试纸法所需时间更短(2~12 min),无甲状旁腺组织丢失,可用于自体移植或原位保留的甲状旁腺确认。

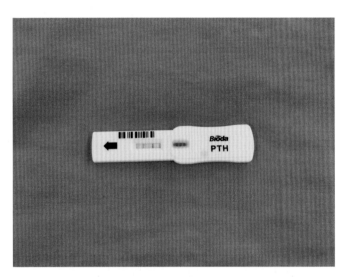

图6-4-7　免疫胶体金术中甲状旁腺快速鉴定技术

由于 A3 型甲状旁腺存在于甲状腺组织内,无法发现及原位保留,对于切除的甲状腺及清扫的中央区组织,应常规仔细寻找有无被误切的甲状旁腺后才能送病理检查。

甲状旁腺自体移植是保留其功能的措施之一,通常建议即时自体移植,采用 4 ℃ 无菌生理盐水或培养液保存离体甲状旁腺组织,并尽早移植。胶体金免疫试纸法可用于术中快速确定甲状旁腺组织,从而缩短甲状旁腺离体时间,保证移植的甲状旁腺质量。甲状旁腺自体移植方法包括颗粒包埋法和匀浆注射法。无论采用何种自体移植方法,移植成功的关键是充分剪(切)碎甲状旁腺组织,并将其分散放入(注入)移植部位。甲状旁腺自体移植常选择的移植部位包括肌肉和皮下。由于肌肉血供丰富,移植的甲状旁腺组织更易获得血供,故推荐肌肉移植。颗粒包埋法最常选择的肌肉移植部位是胸锁乳突肌,其他肌肉移植部位还包括带状肌、斜方肌、三角肌等,无论移植在哪个肌肉部位,都需要注意"口袋"无血。匀浆注射法可选择任意肌肉。为了便于术后监测移植物功能,前臂肌肉(如肱桡肌)及皮下组织也常作为移植部位。通过检测双上肢静脉血清 PTH 水平,评估移植物是否存活。甲状腺手术记录应详细描述甲状旁腺情况,以便于再次手术或其他手术时减少对移植的甲状旁腺损伤。

操作时应有意识避免能量平台热量的热损伤,当手术操作靠近甲状旁腺时,如果为开放手术,可用双极电凝镊或细线结扎血管;如果使用超声刀,可选择低位档,并且操作部位距离甲状旁腺及其血管>3~5 mm,持续操作时间应短,必要时可采用生理盐水纱布隔离保护,以减少超声刀对甲状旁腺的热损伤。尤其需要注意的区域是甲状软骨下角区域,甲状腺手术相关的重要解剖结构都相对集中在此,如上位甲状旁腺(偶有下位甲状旁腺)、甲状腺上动脉后支、甲状腺下动脉的上行吻合支、喉上神经及喉返神经入喉处等。因此,该区域是手术的高危险地带。采用精细化被膜解剖技术有助于原位保留除 A3 型以外的所有甲状旁腺及其血供。甲状旁腺原位保留的关键在于保留其血供(活性或功能)。应仔细解剖及尽量保留甲状腺下动脉主干(尤其重要)及甲状旁腺重要的营养支(如上行支供应上位甲状旁腺),以保证上、下位甲状旁腺的血供(图6-4-8)。注意辨识并保留胸腺组织,以免误切 B2 型甲状旁腺(胸腺内型)及损伤 B3 型甲状旁腺(由胸腺或纵隔的血管供血者)的血供。

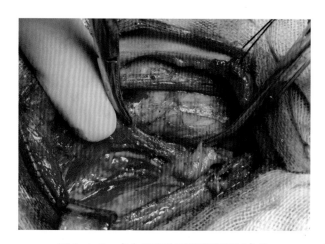

图6-4-8 术中保留的甲状旁腺及其血供

甲状腺手术围手术期甲状旁腺功能保护是一个系统工程,术前合理控制各种合并症,术中在"1+X+1"总原则下,选择合理的手术方案,采用精细化被膜解剖技术,结合各种辨认甲状旁腺的方法及合理应用高级能量器械,提高甲状旁腺辨认率,降低意外切除率,提高自体移植成功率,术后选择合理的治疗方式,才能有效预防术后甲状旁腺功能减退的发生。甲状腺围手术期甲状旁腺功能保护指南(2018 版)同时也做了声明:甲状旁腺功能减退是甲状腺手术后的常见并发症,即使经验丰富的医生进行规范操作,同时应用本指南相关技术,仍有少数患者不可避免地发生术后永久性甲状旁腺功能减退。

83. 如何避免喉返神经瘫痪？

目前甲状腺术中常规解剖喉返神经可降低喉返神经损伤发生率已经成为共识，主动解剖喉返神经可明确神经分支情况以及与周围组织关系，可更加确切、大胆地进行结扎、止血等操作。相反，为保留腺体背侧包膜而不显露喉返神经时，手术操作存在盲目性，反而增加神经损伤风险，且易导致手术切除范围不足，增加再次手术的风险。但是需要避免显露喉返神经时牵拉、钳夹及热损伤神经的风险，准确的神经识别及精细化操作在甲状腺手术中尤为重要。

肉眼确认喉返神经呈白色、发亮的束状，表面可见细小的滋养血管；解剖喉返神经时动作应轻柔、细致，避免强行牵拉腺体致神经损伤，尽量不碰到神经，在处理神经附近血管时避免使用电切、电凝，如需电凝止血，最好使用双极电凝，避免热传导。避免使用吸引器引起神经水肿等钝性损伤。

应特别注意喉返神经及其分支的解剖变异，保护并勿过度解剖喉返神经平面以下组织及滋养喉返神经的细小血管。喉返神经解剖变异复杂，例如喉外分支、走行扭曲偏移、神经分支与甲状腺下动脉交叉以及非返性喉返神经（图6-4-9）等，是容易导致目视误认而造成神经损害的潜在原因。我国的喉返神经入喉处存在膨大变异、分支变异和远离环甲关节这3类变异。

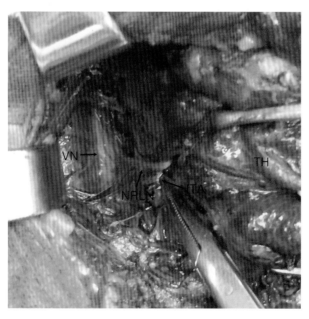

图6-4-9　非返性喉返神经

甲状腺下极下方气管食管沟、腺体下极背侧、甲状腺下动脉与喉返神经交叉处、甲状腺上极背侧喉返神经入喉处是常见的解剖标志。喉返神经的手术常规路径包括侧面途径(将甲状腺向中间牵拉,在甲状腺中极水平经侧面寻找喉返神经)、下途径(右侧经胸廓入口处外侧,左侧在胸廓入口处气管旁寻找)、上途径(Berry 韧带区域的入喉处寻找)3 种。

侧面途径是常规途径,其优点在于保护甲状旁腺血供,尤其下旁腺;喉返神经限长解剖。缺点是需要注意大甲状腺肿物或初次手术瘢痕、该水平可能有喉外分支、需要考虑右侧喉不返神经存在的可能。

下途径可用于二次手术或颈部较大的甲状腺肿,其优点在于喉返神经在疏松蜂窝状组织内单独存在,没有分支;在二次手术瘢痕外发现神经。缺点是需喉返神经长段解剖且涉及结扎下甲状旁腺血供;必须考虑右侧喉不返神经存在的可能。

上途径适用于大甲状腺或胸骨后甲状腺肿;其他途径失败、考虑喉不返神经等情况,其优点在于喉返神经颈部常见位点;甲状软骨下角可触及接近神经的位置,易于定位。其缺点是 Berry 韧带纤维化和易出血;需首先游离上极,这样外支和上旁腺可能受到影响;上极较大时,需要避免喉上神经的外支损伤。

甲状腺术中喉返神经保护经历从 Billroth 的区域保护法到 Kocher 的被膜保护法,再到 Lahey 的显露保护法,历经百年变迁。直至 1966 年,Shedd 等首次报道术中神经监测技术在甲状腺手术中的应用,为喉返神经保护提供了重要辅助工具。自此,以解剖显露为神经保护的金标准时期,向神经监测技术介导下的神经功能保护时代迈进。其优点包括:协助识别与解离喉返神经,用于精准导航;协助判断神经功能完整性,用于风险预警;协助分析神经的损伤机制,用于预后评估;协助识别罕见神经变异,达到有效预防的目的;协助全面保护颈部神经,快捷安全。但常规甲状腺手术中是否普遍应用神经监测技术,学界仍有争论。对于手术情况复杂、手术风险较高的患者应用神经监测技术,学界普遍持肯定态度。复杂甲状腺手术中神经监测技术除准确定位识别正常喉返神经外,对于罕见的非返性喉返神经能够做到精确识别,且能够实时监控神经完整性也是其相较于传统技术的一大优势。

术中神经监测的核心步骤是"喉返神经监测四步法",即:①识别喉返神经前,于甲状腺下极水平探测同侧迷走神经肌电信号(V1 信号),既可排查监测系统是否运行良好,又能辅助预警非返性喉返神经;②于气管食管沟内定位喉返神经走行区,显露喉返神经并进行探测(R1 信号);③全程显露喉返神经后探测显露神经最近端(R2 信号);④术野止血后,关闭切口前,或操作对侧腺叶前,再次探测迷走神经信号(V2 信号)。喉返神经作为迷走神经下游神经,通过对比迷走神经肌电信号能够更加全面反映术中喉返神经功能变化。通过四步法获得的数据,对比 V2 与 V1,R2 与 R1 信号,如信号无明显减弱,提示喉返神经功能完整;如R2 及 V2 信号丢失,排除监测故障、气管导管电极与声带接触及肌松状态影响,则提示喉返神经损伤。IONM 技术具有系统性、专业化、科学性的应用特点,所以必须掌握理论知识基础、遵循标准、合理运用、规范操作才能充分发挥 IONM 的技术优势。

84. 如何避免和处理喉上神经瘫痪?

喉上神经外支(external branch of the superior laryngeal nerve,EBSLN)损伤可引起环甲肌功能障碍,造成音质、音调改变,无法发出高频音调同时音量减弱。甲状腺手术中 EBSLN 损伤难以鉴别,术后症状隐匿,喉镜检查改变也不明显。往往因缺少有效评估手段被忽视,在合并 RLN 损伤时更易漏诊;同时,EBSLN 损伤治疗方式有限、疗效不确切,因此,临床强调以主动保护为主,对于以发声为职业者(如歌者、教师、律师等)尤为重要。

喉上神经分为内、外两支,内支是感觉纤维,入喉后主管喉内黏膜的感觉;外支是运动纤维、细小,直径约 0.8 mm,EBSLN 通常从颈内动脉或颈总动脉后方穿过,下降到颈中交感神经节和甲状腺上动脉后方,在胸骨甲状肌的止点深面斜行,穿行咽下缩肌的全部或部分纤维,逐渐向正中走行于环状软骨水平分为两支,分别进入环甲肌的直腹和斜腹。

EBSLN 常走行于"胸骨甲状肌-喉三角",即以胸骨甲状肌为外侧界、咽下缩肌及环甲肌为内侧界、甲状腺上极为下界的三角区域。向外牵拉胸骨舌骨肌,在靠近甲状软骨处离断胸骨甲状肌,充分暴露甲状腺上极血管,使显露喉上神经外侧支更加容易(图 6-4-10)。

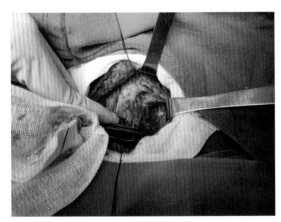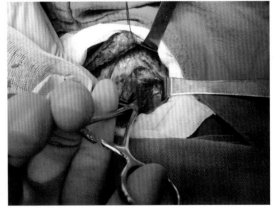

图 6-4-10　显露喉上神经

在甲状腺上动脉和甲状腺上静脉前支的内侧或背侧,可以见喉上神经喉外支向内侧的喉体走行,一般距离甲状腺上极 3~15 mm,也有紧贴甲状腺上极或低于上极水平的。在部分患者,该神经可能向内走行的位置较高而不得见。以蚊式钳向上分离神经,定位喉上神经外侧支或确定其位于肌肉深层,再紧贴甲状腺上极骨骼化游离,即可切断甲状腺上极血管。术前评估甲状腺大小、上极位置、肿瘤位置,患者颈围、颈长等因素,有助于为术中保护、监测和显露 EBSLN 的难度提供参考。熟悉 EBSLN 的解剖变异,术中娴熟的操作技术、清晰的解剖层次、无血的手术视野是避免损伤的关键因素。暴力操作、过度牵拉、集束结扎误扎、能量设备应用不当可能引起神经损伤。

多数外科医生并没有常规识别保护喉上神经,而是选择避让。经验性的认为通过被膜精细操作,紧邻甲状腺上极骨骼化游离及单支钳夹切断甲状腺上极血管可足以保护喉上神经免受损伤。甚至分离甲状腺神经血管时可选择略低于甲状腺上极水平,以增加安全性。然而,当甲状腺肿物巨大,或因各种原因导致甲状腺上缘抬高时,即使精细的解剖,未识别喉上神经难以避免损伤。同时不能盲目相信喉上神经外侧支位于咽下缩肌深层是相对安全的,仍有部分会由甲状腺上极附近肌肉穿行而出,具有很高的损伤风险。EBSLN 与甲状腺上动脉、咽下缩肌之间存在多种解剖变异,分型方式较多,各有依据和意义,尚难以一种分型统一归类描述,术中应用较为公认的国际分型标准 Cernea 分型和 Friedman 分型,可有助于评估 EBSLN 损伤风险。

Cernea 分型包括 3 型。1 型:EBSLN 与甲状腺上血管交叉点位于甲状腺上缘以上 > 1 cm,常见于 68% 的轻度甲状腺肿和 23% 的重度甲状腺肿。2A 型:EBSLN 与甲状腺上血管交叉点位于甲状腺上缘以上 ≤1 cm,常见于 18% 的轻度甲状腺肿和 15% 的重度甲状腺肿。2B 型:EBSLN 与甲状腺上血管蒂交叉点位于甲状腺上缘以下,出现于 14% 的轻度甲状腺肿和 54% 的重度甲状腺肿。

Friedman 分型分型包括 3 型。1 型(20%):ERSLN 全称走行于咽下缩肌表面。2 型(67%):ERSLN 于咽下缩肌与环甲肌的连接处近端 1 cm 左右穿入咽下缩肌。3 型(13%):ERSLN 全称走行于咽下缩肌深面,下行至环甲肌。Cernea 2A 和 2B 型(相对 1 型)、Friedman 1 型损伤风险性大。

解剖甲状腺上极和环甲肌间隙时保护环甲肌和咽下缩肌非常重要,既保证高音发声的"靶器官"不受损伤,又减少走行于咽下缩肌表面的 EBSLN 受到损伤。EBSLN 保护方法与喉返神经相近,术中须牢记解剖分型,精细解剖神经走行区域,通过肉眼或 IONM 识别定位 EBSLN,保护 EBSLN 和环甲肌。主要包括:①紧贴被膜结扎甲状腺上极血管,不常规识别 EBSLN 的区域保护法。②结扎甲状腺上极血管前常规肉眼识别显露 EBSLN 保护法。③术中 EBSLN 监测保护法。

术中应用能量器械凝闭甲状腺上极血管时,也会对 EBSLN 产生侧向热损伤,要合理应用能量设备,避免对 EBSLN 和环甲肌的损伤。故肉眼识别定位 EBSLN 非常关键。当上极缝扎或留置血管夹附近发现类似 EBSLN 的可疑组织时,应及时去除缝线或血管夹,仔细辨认观察神经功能恢复以降低发生永久性 EBSLN 损伤风险。

术中应重视肉眼识别法保护 EBSLN,当无法肉眼显露时,宜采取区域保护法,紧贴甲状腺上极被膜操作,骨骼化处理上极血管;神经监测法可辅助以上操作,提高神经识别率。在甲状腺上极和环甲肌之间的无血管间隙,紧贴上极腺体真被膜进行钝性解剖,可清楚显露胸骨甲状肌-喉三角。多数情况下,轻柔向下外侧牵拉甲状腺上极即可显露 EBSLN(图 6-4-11)。必要时,也可横断部分胸骨甲状肌以显露手术区域进行尝试显露。

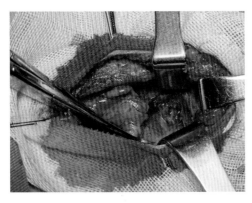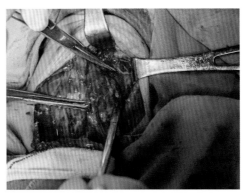

图 6-4-11　喉上神经

由于约20%的 EBSLN 走行于咽下缩肌的深面筋膜下或肌肉内,无法直视下识别,可选择区域保护。游离甲状腺上极时先钝性分离环甲间隙,EBSLN 在此处进入环甲肌前通常位于下咽缩肌表面,且平行于甲状腺上动脉。钝性分离甲状腺上血管,暴露其进入腺体位置并分支结扎。对于甲状腺上极巨大肿物或颈部短粗的患者,离断部分胸骨甲状肌、向侧下方轻轻牵拉甲状腺腺叶有助于显露甲状腺上极血管。EBSLN 通常平行于甲状腺上动脉下行,因此必须紧贴甲状腺上极被膜操作,骨骼化分支处理甲状腺上极血管。术中神经监测通过环甲肌震颤评估和(或)肌电信号评估可以起到一定的辅助作用(图 6-4-12),提高喉上神经外侧支的识别率,减少解剖范围及损伤发生率。

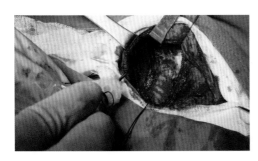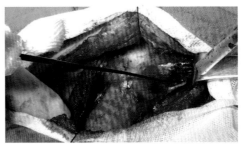

图 6-4-12　术中探查喉上神经

甲状腺及甲状旁腺术中喉上神经外支保护与监测专家共识(2017 版)推荐 EBSLN 监测四步法,IONM 时以环甲肌震颤为评估 EBSLN 功能的首要指标,以 EMG 为辅助指标。具体如下:区域解剖(第一步):①钝性分离环甲肌与甲状腺上极间的无血管区,向侧下方牵拉甲状腺上极,必要时可横断胸骨甲状肌,以显露胸骨甲状肌-喉三角和环甲肌直、斜腹。②定位显露(第二步):以 2 mA 电流在胸骨甲状肌-喉三角进行初步定位,沿肌电反应最强区域进行精细定位。若定位发现神经位置较高,可不常规显露;若神经位置较低,建议解剖显露。将 EBSLN 与甲状腺上极血管分离后,再做血管离断处理。③神经识别(第三步):处理甲状腺上极血管前,以 1 mA 电流探测神经诱发环甲肌震颤,伴有肌电信号(electromyogram, EMG)定义为 S1。对于无法显露的 EBSLN 者,可应用 2 mA 电流进行超阈值探测。解剖甲状腺上极血管时,推荐实时监测 EBSLN 显露部的最近端(1 mA),与 S1 比较肌电信号减弱、丢失,尤其是环甲肌震颤缺失时,及时探查 EBSLN 附近是否存在牵拉、钳夹或误扎,以避免永久性损伤。④功能判断(第四步):甲状腺上极血管结扎后,以 1 mA 电流复测 EBSLN 显露部最近端,诱发环甲肌震颤,伴有肌电信号定义为 S2。对于无法显露的 EBSLN,再次应用 2 mA 电流超阈值探测术野涉及 EBSLN 的近端,环甲肌震颤或阳性神经信号提示神经功能完好。

EBSLN 损伤早期可行激素、营养神经等治疗,必要时可结合发声训练、手术治疗等方法。

85. 手术室中外科医生、麻醉医生和护士如何更好配合?

手术室护士需要提前准备好敷料包、器械、一次性耗材等物品。协助患者摆好体位并保护患者眼睛、颈部等部位。器械护士必须熟悉手术步骤,做到传递器械准确、快速。

因甲亢可能合并气管压迫、甲亢性心脏病、重症肌无力等情况,所以甲亢手术麻醉管理有别于其他甲状腺手术,每个环节都需要格外注意(图 6-4-13)。

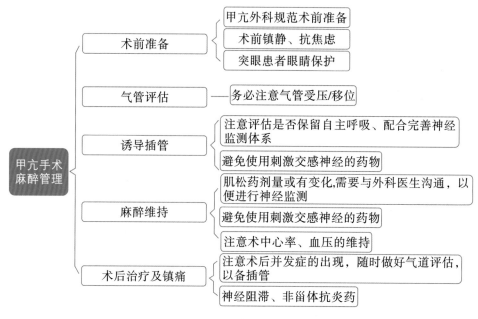

图 6-4-13　甲亢手术麻醉管理

第五节　甲亢的术后管理

86. 如何处理甲亢术后甲亢危象?

甲亢手术是一种高风险手术,术后并发症发生率较一般甲状腺手术高,甲状腺危象是严重的并发症之一。甲状腺危象(thyroid storm)又称为"甲亢危象",是所有甲亢症状的急骤加重和恶化,危及生命。常见诱因有感染、创伤、精神应激、重大手术及放射性核素碘-131(^{131}I)治疗等。充分的术前准备和轻柔的手术操作是预防甲状腺危象的关键。

一旦出现甲状腺危象前兆或发生甲状腺危象,应根据患者具体病情,立即采取综合治疗措施,包括 β 受体阻滞剂、ATD、碘剂、糖皮质激素、药物或物理性降温、补液、呼吸支持和重症监护治疗。控制危象的发生和进展。早期诊断和治疗甲状腺危象对降低病死率、改善患者预后有重要意义。甲状腺危象的诊断主要根据临床表现。甲状腺危象患者的甲状腺激素水平与未发生危象的甲亢患者相似,因此,甲状腺激素水平不是甲亢患者是否发生危象的诊断依据。

在甲状腺危象治疗中,甲状腺激素产生和作用的每个环节都是治疗的靶点,通常需要联合应用多种治疗手段。在 ATD 中,优先选择丙基硫氧嘧啶,因为该药可以阻断外周组织中 T_4 向具有生物活性的 T_3 转换。国内外指南均主张甲状腺危象积极应用碘剂治疗,且建议在抗甲状腺药物服用 1 h 后应用。甲状腺危象碘剂的服用方法不尽相同,多数是 LS 5~10 滴,每 6 h 服用 1 次,但也有建议 10~20 滴,每 6~8 h 服用 1 次。另外也可以碘化钠 1.0 g 加入 500 mL 溶液中静点或口服碘化钾片。此外,去除诱因、对症和支持治疗(如降温、保证热量摄入、维持血容量和改善心功能等)也是甲状腺危象治疗中的重要环节。对于甲状腺危象,经抗甲状腺药物和碘剂治疗,24~48 h 后甲状腺危象症状较重,缓解不明显时,可选用血浆置换等措施迅速降低血浆甲状腺激素浓度。

87. 如何处理甲亢术后低钙血症?

相比于其他类型甲状腺疾病,甲亢患者行甲状腺全切除术后发生暂时性低钙血症的概率更高,这可能与甲亢性骨营养不良导致的骨饥饿增加,以及腺体的易脆性使得甲状旁腺受损的风险增加有关。甲状腺术后应常规监测血清 PTH 及血钙水平,其频度可根据具体情况决定,可选择术后 1 d、3 d 及 1 个月复查血清 PTH 及钙水平。如果术后 1 个月血清 PTH 及钙水平仍然低于正常或有低钙症状,应继续复查血清 PTH 及钙水平直至恢复正常或长期监测。甲状腺术后早期检测血清 PTH 水平可预测低钙血症及永久性甲状旁腺功能低下的发生。

术后甲状旁腺功能减退的治疗是为了减少发生低钙症状及促进甲状旁腺功能恢复,治疗方法主要包括补充钙剂、维生素 D 治疗及 PTH 治疗。补钙治疗包括 2 种方式:预防性(常规)补钙与治疗性补钙。甲状腺全切术后预防性(常规)补充钙剂和维生素 D 是减少低钙症状发生(可减少约 10%)的最有效方式,同时积极补钙可能有利于甲状旁腺功能的恢复。预防性补钙常采用口服碳酸钙每次 500 ~ 1000 mg,3 次/d,同时可加服维生素 D。治疗性补钙是指甲状腺术后患者出现低钙症状才进行补钙治疗,可采用静脉和(或)口服补钙,剂量由临床症状、血清 PTH 及钙水平决定。该方法存在一些缺点,即每例患者对低钙耐受程度不同,导致血钙下降程度与临床表现不一致,增加判断难度及风险。因此,美国临床内分泌医师协会(AACE)和美国内分泌学会(ACE)推荐甲状腺术后预防性(常规)补钙,甲状腺全切除术后预防性补钙有利于减少低钙症状的发生。

对甲亢患者术前和术后应常规测定血钙、血清甲状旁腺激素(parathyroid hormone,PTH)和维生素 D 水平。对术前即存在低钙或维生素 D 缺乏的患者,术前补充钙剂和(或)维生素 D 可以减少术后低钙血症的发生。术后早期预防性补钙及补充活性维生素 D 可有效降低患者手足麻木抽搐的发生率,并帮助甲状旁腺功能恢复。术后根据血钙及 PTH 水平,制定钙剂、活性或普通维生素 D 的补充方案。

严重低血钙、手足抽搐时,应静脉注射钙剂,采用 10% 葡萄糖酸钙 10 mL 于 4 ~ 5 min 内注入,可重复使用。若患者能进食,可同时口服及静脉注射钙剂,并同时服维生素 D_2 或 D_3,每日 5 万 ~ 10 万 U。并定期监测血清钙浓度,以调节钙剂的用量。

88. 如何处理甲亢术后出血?

由于甲状腺血供丰富及颈部血管较多,甲状腺术后出血并不少见,多发生在术后48 h内。甲亢患者因其甲状腺及周边血供更加丰富,比其他甲状腺手术更容易发生术中和术后出血。要减少术中术后出血,应当注意以下几点:①术中在正确的解剖层面精细操作,彻底止血。②熟练掌握各种能量器械的性能与适应证,术中较大血管处理,要合理使用能量器械。③对于较粗的血管,一定要反复确认处理妥善。④术后应用药物预防患者出现恶心、呕吐、咳嗽等高危动作,避免颈部剧烈活动。术后出血最常见于术后24 h以内,因而术后第一个24 h应当实施严密的监测。术后出血的危险一般不在出血本身,而在于血肿压迫气管,或者喉头水肿,造成呼吸困难甚至窒息。所以一旦发现可疑的术后出血,尽管患者一般情况尚可,也要积极密切观察。如果出血是渐进性的,初始患者可无任何察觉,以后因出血量的增多,患者可有颈前压迫感和紧缩感。判断有无出血,需要同时观察引流和颈部切口膨隆及张力。一旦确定为术后出血,除部分情况下可以通过引流,压迫创面处理外,其余需要立即拆除缝线,打开切口,清除血肿,解除对气管的压迫。无法行床旁止血者,应立即送往手术室,彻底查找出血点并结扎。如清除血肿后患者呼吸仍不能改善,应快速行气管插管或气管切开术,挽救患者生命。出血作为常见的术后并发症,一旦引流不畅会导致严重的危害。

第六节 甲亢外科手术治疗后随访

89. 如何看待甲亢外科手术治疗的目标?

　　手术是治疗甲亢有效方法之一,常用的手术方式有双侧甲状腺次全切除术、一侧腺叶切除+对侧次全切除术、双侧甲状腺近全切除术、全甲状腺切除术,差别在于手术切除多少甲状腺组织,保留多少。尽管术后甲状腺激素水平正常是外科治疗甲亢的理想目标,对于外科治疗甲亢,不存在既可以纠正甲亢又不会造成甲状腺功能减退的理想术式。想通过手术治疗,达到术后长期不需要服用任何药物的甲功正常状态,这样的手术方案理论上较难设计和实施。目前国内外指南甲亢手术推荐全切,因为术后甲减相对甲亢复发的治疗和随访会容易处理,但临床医生可以根据患者的实际情况进行手术方案的制定和实施。术后需要长期随访,定期复查和维持甲状腺功能的正常。

90. 如何处理甲亢术后甲状腺功能异常?

　　目前,甲亢的术后复发率明显下降。鉴于甲状腺功能减退可采用药物纠正,而甲状腺复发后的治疗较为复杂,大多数学者主张术后宁愿出现甲状腺功能减退,而不希望出现甲亢复发。甲亢术后应定期随诊,复查甲状腺功能,对于术后出现的甲状腺功能减退,可常规给予L-T$_4$替代治疗。

91. 如何减少瘢痕?

　　因为手术治疗甲状腺功能亢进症是一种创伤性疗法,术后局部会遗留瘢痕或感到颈部不适,一般在术后几个月内都会有颈部紧迫感,严重的可以影响说话和吞咽。切口瘢痕一旦形成,即使采用最精细的手术方法,也只能使其得到部分改善,而不能彻底根除,因此,采取各种措施,最大限度地预防瘢痕形成,与瘢痕的治疗具有同等重要的意义。预防瘢痕的根本点在于尽可能减少创口创伤,促使创口早期愈合。这包括精细的手术操作技术和妥善的术后护理。切口选择原则应既能充分显露手术野便于手术操作,减少组织损伤,又应尽量选择顺皮纹或天然皱褶,以利于切口的愈合及功能和外观的恢复。

目前开放性甲状腺及甲状旁腺手术的标准颈部切口为颈前领式切口,即 Kocher 切口。若颈部切口位置太高,则瘢痕容易暴露;若切口位置过低,则形成增生性瘢痕的风险增加。因此大部分学者推荐,该切口中点的水平位置应处于立位时胸骨切迹上一横指或仰卧颈过伸位时胸骨切迹上方二横指处。临床上应用以皮镊、丝线压夹形成的皮肤点线印痕,能简单快速地确定切口最佳位置及形状,避免了中线不对称性的横向切口偏移和两端不等高性的水平向切口倾斜。切开皮肤时刀刃应与皮肤垂直,适当用力一次性切开皮肤全层,避免反复切割。皮下组织及筋膜可用高频电刀切开,对于接近表皮的出血点可用混切模式进行精细止血减少表皮烫伤及焦痂。但应注意减少电刀对皮缘(真皮)的止血,以免皮肤灼伤。切开皮肤后可用能量器械进行切割和分离,颈阔肌筋膜后游离皮瓣,顺应组织解剖操作,保护颈前静脉,同时避免对切口的过度牵拉造成切缘缺血和损伤。可将皮下组织及颈阔肌作为一层缝合,可采用可吸收线进行间断皮下埋藏缝合,以避免线结层次过浅导致切口表面出现明显的丝线肉芽肿。

皮肤缝合可以采用连续皮内缝合的方法,首选规格较细的、惰性大的人工合成单股不可吸收缝线缝合,便于术后拆除,减少可吸收缝线存留期间的局部反应,或免缝合用组织胶水或胶带封闭切口。在预防切口瘢痕形成的过程中,应充分了解患者的年龄、性别、既往史,尤其要观察既往手术切口情况(如女性最常见的剖宫产切口等)。必要时给予药物治疗以及物理治疗。在日常生活中,需要注意切口保护,比如术后 1 个月内淋浴时,水流压力不可过高,不可使用肥皂、不可用力搓揉伤口局部;浴后注意及时干燥伤口;术后应注意切口区域防晒、避免摩擦等。

第七节　介入在 Graves 病治疗中的应用

92. 什么是 Graves 病的介入栓塞治疗?

目前甲状腺动脉栓塞(thyroid arterial embolization,TAE)没有既定的方案,由于该手术的耐受性良好,且并发症发生率低,已成功应用于毒性甲状腺肿、复发性甲状腺肿、Graves 病和甲状腺癌。但相关方面发表的文献数量有限,且主要用于治疗 Graves 病。研究结果显示超过 2/3 的 Graves 病患者栓塞成功,在所有栓塞的患者中甲状腺体积显著减小。

Galkin 等人首次评估了该技术在甲状腺疾病中的疗效,提供了甲状腺减容和预防甲状腺肿复发方面的证据。Xiao 等人提出动脉栓塞是甲状腺消融治疗的一种新方法,采用 Seldinger 技术进行选择性动脉造影,并使用血管造影 X 射线片测量甲状腺血管的平均直径,根据测得的动脉直径,可选择合适大小的栓塞颗粒。然后对 22 例 Graves 病患者进行甲状腺动脉栓塞,随访 6~50 个月后 14 例(63.6%)仍保持甲状腺功能正常,6 例因甲状腺肿大而手术,2 例需要维持剂量的抗甲状腺药物治疗。Zhao 等人随访栓塞治疗后 1 年和 3 年分别观察到 71% 和 59% 的 Graves 病病例甲状腺功能正常化。据报道 42 例 Graves 病患者在甲状腺动脉栓塞后 1 年随访发现,其中 30 例甲状腺功能恢复正常(71.4%),7 例好转(16.7%),5 例复发(11.9%)。据报道,栓塞治疗 28 例 Graves 病患者中,22 例(78.6%)甲状腺功能正常,5 例好转(17.8%),1 例暂时好转后复发(3.6%)。

Graves 病患者接受甲状腺动脉栓塞术后 6 个月甲状腺激素和促甲状腺激素水平大多恢复正常,促甲状腺激素受体抗体浓度显著降低,但并未恢复正常,这可能与甲状腺滤泡细胞的破坏和缺乏产生自身抗体的潜在靶点相关。甲状腺动脉栓塞可引起 Graves 病患者甲状腺急性梗死、晚期慢性炎症、纤维增生、萎缩等一系列病理变化。因为功能性甲状腺组织的体积减小,继而激素的合成和分泌减少。双侧甲状腺上动脉占大多数患者的甲状腺血液供应的 70% 以上,栓塞双侧甲状腺上动脉和一根下动脉将破坏 70%~80% 的甲状腺,从而达到类似于甲状腺次全切除术的效果。因栓塞的甲状腺动脉分支可能部分再通,导致甲状腺激素水平再次升高,可以重复栓塞治疗以达到所需目的。

通过腹股沟穿刺将血管造影导管插入股动脉,并向甲状腺动脉移动。基于患者的病情决定栓塞2或3根甲状腺动脉,通常栓塞双侧甲状腺上动脉,因为甲状腺的血供主要来自这两条动脉(图6-7-1)。对于伴有中重度甲状腺肿患者,还需要栓塞一根甲状腺下动脉以增强效果,通常保留一部分甲状腺的功能以及避免甲状旁腺功能减退。据报道,将聚乙烯醇(polyvinyl alcohol,PVA)注射到甲状腺血管内,刚开始注入较小的颗粒(150~200 μm)提供有效的闭塞,并且确保没有PVA渗透到体循环后,使用较大的颗粒(200~300 μm)完全阻断血管。为了确保远端栓塞并避免PVA聚集,将颗粒进行适当稀释,并加入罂粟碱扩张血管,然后将混合物缓慢注入靶动脉直至血流停滞。最后通过血管造影检查闭塞的完整性。

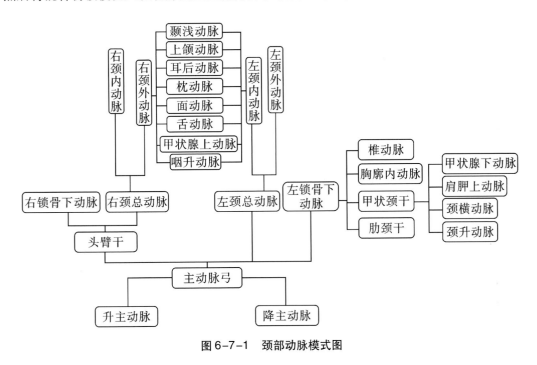

图6-7-1　颈部动脉模式图

93. Graves 病的介入栓塞治疗有哪些适应证与禁忌证?

Graves 病的标准治疗方法包括抗甲状腺药物治疗、放射性碘治疗和外科手术。考虑到药物治疗的不良反应,放射性碘易受到胺碘酮、造影剂等影响造成碘摄入量低,以及外科手术的风险。对于常规治疗无效、无法耐受等情况而不能接受或选择不接受当前疗法的Graves 病患者,该栓塞术是一种有效、微创且安全的方法,可能成为 Graves 病治疗策略的重要补充。

目前因栓塞治疗的患者数量有限,且均未发生严重并发症。甲状腺动脉栓塞被认为是一种微创疗法,所需全麻时间短,已用于病情难以药物治疗且不稳定而无法进行甲状腺切除术的危重患者。但年龄小于 12 岁,大于 65 岁,孕妇、碘过敏、有严重心肺疾病、精神病患者发病期以及严重甲亢心脏病患者为介入治疗的禁忌证。

94. Graves 病的介入栓塞治疗有哪些并发症?

(1)甲状腺急性缺血反应

由于栓塞术引起甲状腺急性梗死水肿和炎症反应引起,据报道,术后早期常见的副作用包括:约85%的患者出现轻至中度颈部疼痛,半数患者出现非感染引起的体温短暂升高(54.5 %),以及约20%的患者出现与临床无关的短暂低钙血症。根据疼痛的强度,通常可采用地塞米松和非甾体抗炎药或阿片类药物镇痛治疗。

(2)非靶向栓塞

要特别注意防止栓塞剂反流,以免误栓塞其他动脉。例如,在栓塞甲状腺上动脉时颗粒可能会进入颈内动脉。同时也要谨慎防止颈外动脉近端的反流,以避免脑栓塞。此外,据报道,栓塞术曾引起了一例患者的视力模糊,而使用微型导管系统和谨慎缓慢流动栓塞可以防止视网膜动脉闭塞。

(3)甲状旁腺功能减退

甲状旁腺的大部分血供通常来自双侧甲状腺下动脉,甲状腺上动脉的分支供应约占20%。为了避免甲状旁腺功能减退,通常建议一次栓塞治疗不要超过三根甲状腺主动脉和(或)只栓塞两条甲状腺下动脉中的一条。但也有报道栓塞两条甲状腺下动脉,或栓塞四条甲状腺动脉后患者的血钙水平没有显著变化。考虑到不完全缺血坏死和/或新生血管形成,以及栓塞动脉的部分再通是可能的原因。

(4)永久性甲状腺功能减退

四条甲状腺动脉的栓塞,可能会出现永久性甲状腺功能减退。

(5)暂时性甲状腺功能亢进症

栓塞术后早期(3 ~ 7 d)可能会发生短暂的游离甲状腺激素(FT_4 和 FT_3)浓度显著升高,并在 1 个月后逐渐接近正常。这种现象可能为急性缺血引起的甲状腺实质破坏和腺体组织坏死并释放出大量储存的激素,而不是由激素合成过多引起的,因此诸如消胆胺(cholestramine)之类的药物可能比抗甲状腺药物治疗更有效。也可以使用泼尼松和 β 肾上腺素能受体阻滞剂对症治疗以防止甲状腺毒症或甲亢的病情恶化,术后 1 周是发生甲亢危象的危险期。

(6)Graves 眼病恶化

动脉栓塞引起的甲状腺滤泡破坏,可能通过受体抗体水平的短暂增高加重 Graves 眼病恶化。

（7）腹股沟血肿

栓塞术穿刺引起的相关不良事件。

参考文献

［1］MCDERMOTT M T. Hyperthyroidism［J］. Ann Intern Med,2020,172（7）:ITC49-ITC64.

［2］BAHN CHAIR R S,BURCH H B,COOPER D S,et al. Hyperthyroidism and other causes of thyrotoxicosis:management guidelines of the American Thyroid Association and American Association of Clinical Endocrinologists［J］. Thyroid,2011,21（6）:593-646.

［3］王深明. 甲状腺功能亢进的分类和病因［J］. 中国实用外科杂志,2006,26（7）:487-489.

［4］中华医学会内分泌学分会《中国甲状腺疾病诊治指南》编写组. 中国甲状腺疾病诊治指南:甲状腺功能亢进症［J］. 中华内科杂志,2007,46（10）:876-882.

［5］BURCH H B,COOPER D S. Management of Graves Disease:A Review［J］. JAMA,2015,314（23）:2544-2554.

［6］DE LEO S,LEE S Y,BRAVERMAN L E. Hyperthyroidism［J］. Lancet,2016,388（147）:906-918.

［7］SHAN Z Y,CHEN L L,LIAN X L,et al. Iodine status and prevalence of thyroid disorders after introduction of mandatory universal salt iodization for 16 years in China:a cross-sectional study in 10 cities［J］. Thyroid,2016,26（8）:1125-1130.

［8］ROSS D S,BURCH H B,COOPER D S,et al. 2016 American thyroid association guidelines for diagnosis and management of hyperthyroidism and other causes of thyrotoxicosis［J］. Thyroid,2016,26（10）:1343-1421.

［9］中华医学会,中华医学会杂志社,中华医学会全科医学分会,等. 甲状腺功能亢进症基层诊疗指南（2019 年）［J］. 中华全科医师杂志,2019,18（12）:1118-1128.

［10］李晓曦. 实验室检查在甲状腺结节诊治中的合理选择与评价［J］. 中国实用外科杂志,2015,35（6）:629-633.

［11］中华医学会内分泌学分会,中华医学会外科学分会内分泌学组,中国抗癌协会头颈肿瘤专业委员会,等. 甲状腺结节和分化型甲状腺癌诊治指南［J］. 中华核医学与分子影像杂志,2013,33（2）:96-115.

［12］中华医学会核医学分会. ^{131}I 治疗格雷夫斯甲亢指南（2013 版）［J］. 中华核医学与分子影像杂志,2013,33（2）:83-95.

［13］HAMILTON L,LIM A E,CLARK L J. Total thyroidectomy for Graves' disease-what do our patients think? A qualitative cohort study to evaluate the surgical management of Graves' disease［J］. Surgeon,2020,18(4):193-196.

［14］MINUTO M N,REINA S,MONTI E,et al. Morbidity following thyroid surgery:acceptable rates and how to manage complicated patients［J］. J Endocrinol Invest,2019,42(11):1291-1297.

［15］AKAMIZU T. Thyroid Storm:A Japanese Perspective［J］. Thyroid,2018,28(1):32-40.

［16］ERBIL Y,OZLUK Y,GIRIS M,et al. Effect of lugol solution on thyroid gland blood flow and microvessel density in the patients with Graves' disease［J］. J Clin Endocrinol Metab,2007,92(6):2182-2189.

［17］付言涛,孙辉.甲状腺功能亢进病人围手术期碘准备临床进展［J］.中国实用外科杂志,2018,38(6):630-634.

［18］朱精强,李志辉,魏涛,等.甲状腺功能衰竭法在甲状腺功能亢进手术前准备的前瞻性研究［J］.四川大学学报(医学版),2007,38(5):866-870.

［19］朱精强,刘枫.甲状腺功能亢进的外科治疗之我见［J］.医学与哲学:B,2013,34(9):22-24+30.

［20］CORVILAIN B,HAMY A,BRUNAUD L,et al. Treatment of adult Graves' disease［J］. Ann Endocrinol (Paris),2018,79(6):618-635.

［21］YABUTA T,ITO Y,HIROKAWA M,et al. Preoperative administration of excess iodide increases thyroid volume of patients with Graves' disease［J］. Endocr J,2009,56(3):371-375.

［22］SHINALL M J,BROOME J T,BAKER A,et al. Is Potassium iodide solution necessary before total thyroidectomy for Graves disease? ［J］. Ann Surg Oncol,2013,20(9):2964-2967.

［23］HASSAN I,DANILA R,ALJABRI H,et al. Is rapid preparation for thyroidectomy in severe Graves' disease beneficial? The relationship between clinical and immunohistochemical aspects［J］. Endocrine,2008,33(2):189-195.

［24］KAUR S,PARR J H,RAMSAY I D,et al. Effect of preoperative Iodine in patients with Graves' disease controlled with antithyroid drugs and thyroxine［J］. Ann R Coll Surg Engl,1988,70(3):123-127.

［25］TSAI C H,YANG P S,LEE J J,et al. Effects of preoperative iodine administration on thyroidectomy for hyperthyroidism:a systematic review and meta-analysis［J］. Otolaryngol Head Neck Surg,2019,160(6):993-1002.

[26]梁青壮,易辛,李朋,等.甲状腺功能亢进患者围手术期不服碘剂的探讨[J].中华普通外科杂志,2019,34(9):810-811.

[27]ALI A, DEBONO M, BALASUBRAMANIAN S P. Outcomes after urgent thyroidectomy following rapid control of thyrotoxicosis in Graves' disease are similar to those after elective surgery in well-controlled disease[J]. World J Surg,2019,43(12):3051-3058.

[28]卢秀波,王庆兆,张静,等.地塞米松在原发性甲状腺功能亢进症围手术期的应用[J].郑州大学学报(医学版),2002,37(4):417-419.

[29]BOBANGA I D, MCHENRY C R. Treatment of patients with Graves' disease and the appropriate extent of thyroidectomy[J]. Best Pract Res Clin Endocrinol Metab,2019,33(4):101319.

[30]SUGINO K, NAGAHAMA M, KITAGAWA W, et al. Change of surgical strategy for Graves' disease from subtotal thyroidectomy to total thyroidectomy:a single institutional experience[J]. Endocr J,2019,66(2):181-186.

[31]SUNG T Y,LEE Y M,YOON J H,et al. Long-term effect of surgery in Graves' disease:20 years experience in a single institution[J]. Int J Endocrinol,2015,2015:542641.

[32]YLLI D, KLUBO-GWIEZDZINSKA J,WARTOFSKY L. Thyroid emergencies[J]. Polish archives of internal medicine,2019,129(7/8):526-534.

[33]KLUBO-GWIEZDZINSKA J,WARTOFSKY L. Thyroid emergencies[J]. Med Clin North Am,2012,96(2):385-403.

[34]KWON H,KIM J K,LIM W,et al. Increased risk of postoperative complications after total thyroidectomy with Graves' disease[J]. Head Neck,2019,41(2):281-285.

[35]朱精强,苏安平,王明俊.《甲状腺围手术期甲状旁腺功能保护指南(2018版)》解读[J].中国普外基础与临床杂志,2019,26(10):1145-1148.

[36]FAN C L,ZHOU X,SU G,et al. Risk factors for neck hematoma requiring surgical re-intervention after thyroidectomy:a systematic review and meta-analysis[J]. BMC Surg,2019,19(1):98.

[37]中华医学会内分泌学分会.成人甲状腺功能减退症诊治指南[J].中华内分泌代谢杂志,2017,33(2):167-180.

[38]潘琦,吕朝晖,关海霞.情理之中,亦有意料之外——2021版欧洲格雷夫斯眼眶病协作组临床实践指南中的主要更新点[J].中华内科杂志,2022,61(1):8-11.

[39]中国医师协会外科医师分会甲状腺外科医师委员会,中国研究型医院学会甲状腺疾病专业委员会,中国医学装备协会外科装备分会甲状腺外科装备委员会,等.开放性甲状腺手术的切口管理专家共识(2018版)[J].中华内分泌外科杂志,2018,12(4):269-273.

[40] DAGGUMATI S,PANOSSIAN M H,SATALOFF M R. Vocal Fold Paresis:incidence,and the relationship between voice handicap index and laryngeal EMG findings[J]. J Voice, 2019,33(6):940-944.

[41] 马艳利,庄佩耘. 神经源性声带运动障碍与喉神经电生理[J]. 中国耳鼻咽喉颅底外科杂志,2020,26(4):360-364.

[42] CAI J,KLEIN L,WU P,et al. Evaluation of Diffusional Characteristics and Microstructure in Unilateral Vocal Fold Paralysis Using Diffusion Tensor Imaging[J]. Ear Nose Throat J, 2021,100(4):NP177-NP184.

[43] 马艳利,王勇,蔡捷,等. 动态 CT 扫描在探索声带麻痹患者喉部软组织三维动态变化中的应用价值[J]. 中华耳鼻咽喉头颈外科杂志,2020,55(11):1009-1015.

[44] 张景辉,赵宁. 甲状腺手术单侧喉返神经损伤类型和临床表现分析[J]. 中国现代手术学杂志,2020,24(1):26-29.

[45] 徐新林,赖金梅,邱婷,等. 肉毒素注射环甲肌及甲杓肌缓解双侧喉返神经不全麻痹患者呼吸困难的初步疗效分析[J]. 中华耳鼻咽喉头颈外科杂志,2018,53(5):375-380.

[46] WEBER K J,SOLORZANO C C,LEE J K,et al. Thyroidectomy remains an effective treatment option for Graves' disease[J]. Am J Surg,2006,191(3):400-405.

[47] 滕飞,祖茂衡,华浅近,等. 碘离子对血管内皮细胞表达 bcl-2/bax 蛋白的影响及布加综合征隔膜形成机制[J]. 当代医学,2013(17):3-5.

[48] TÖRRING O,TALLSTEDT L,WALLIN G,et al. Graves' hyperthyroidism:treatment with antithyroid drugs,surgery,or radioiodine:a prospective,randomized study[J]. J Clin Endocrinol Metab,1996,81(8):2986-2993.

[49] 赵紫涵,赵诣深,孙辉. 我国甲状腺术中喉返神经损伤与保护现状[J]. 中国实用外科杂志,2019,39(3):271-274.

[50] 邵堂雷,蒋晓,王振乾,等. 甲状腺术中喉返神经入喉处变异临床研究(附 2404 例报告)[J]. 中国实用外科杂志,2014,34(9):880-882.

[51] 中国医师协会外科医师分会甲状腺外科医师委员会,中国研究型医院学会甲状腺疾病专业委员会,中国医学装备协会外科装备分会甲状腺外科装备委员会. 甲状腺及甲状旁腺术中喉上神经外支保护与监测专家共识(2017 版)[J]. 中国实用外科杂志,2017,37(11):1243-1249.

[52] 孙辉,刘晓莉. 甲状腺手术中喉返神经和喉上神经的保护[J]. 中国实用外科杂志,2012,32(5):356-359.

［53］中国医师协会外科医师分会甲状腺外科医师委员会,中国研究型医院学会甲状腺疾病专业委员会,中国医疗保健国际交流促进会临床实用技术分会.甲状腺功能亢进症外科治疗中国专家共识（2020 版）［J］.中国实用外科杂志,2020,40（11）：1229-1233.

［54］REBECCA S BAHN.格雷夫斯病-临床实践指南［M］.关海霞,李玉姝,译.北京：北京大学医学出版社,2016：5-6.

［55］XIAO H,ZHUANG W,WANG S,et al. Arterial embolization：a novel approach to thyroid ablative therapy for Graves' disease［J］.J Clin Endocrinol Metab,2002,87（8）：3583-3589.

［56］ZHAO W,GAO B L,YANG H Y,et al. Thyroid artery embolization to treat Graves' disease［J］.Acta radiol,2007,48（2）：186-192.

［57］KAMINSKI G,JAROSZUK A,ZYBEK A,et al. The calcium - phosphate balance, modulation of thyroid autoimmune processes and other adverse effects connected with thyroid arterial embolization［J］.Endocrine,2014,46（2）：292-299.

［58］DEDECJUS M,TAZBIR J,KAURZEL Z,et al. Evaluation of selective embolization of thyroid arteries（SETA）as a preresective treatment in selected cases of toxic goitre［J］.Thyroid Res,2009,2（1）：7.

［59］GALKIN E V,GRAKOV B S,PROTOPOPOV A V. First clinical experience of radio-endo-vascular functional thyroidectomy in the treatment of diffuse toxic goiter［J］.Vestn Rentgenol Radiol,1994（3）：29-35.

［60］SELDINGER S I. Catheter replacement of the needle in percutaneous arteriography; a new technique［J］.Acta radiol,1953,39（5）：368-376.

［61］ZHAO W,GAO B L,JIN C Z,et al. Long-term immunological study in Graves' disease treated with thyroid arterial embolization［J］.J Clin Immunol,2008,28（5）：456-463.

［62］ZHAO W,GAO B L,LIU Z Y,et al. Angiogenic study in Graves' disease treated with thyroid arterial embolization［J］.Clin Invest Med,2009,32（5）：E335-E344.

［63］ZHAO W,GAO B L,TIAN M,et al. Graves' disease treated with thyroid arterial embolization［J］.Clin Invest Med,2009,32（2）：E158-E165.

［64］HAUGEN B R,ALEXANDER E K,BIBLE K C,et al. 2015 American Thyroid Association Management Guidelines for Adult Patients with Thyroid Nodules and Differentiated Thyroid Cancer：The American Thyroid Association Guidelines Task Force on Thyroid Nodules and Differentiated Thyroid Cancer［J］.Thyroid,2016,26（1）：1-133.

［65］DE MARTINO E,PIROLA I,GANDOSSI E,et al. Thyroid nodular disease：an emerging problem［J］.Minerva Endocrinol,2008,33（1）：15-25.

［66］BRITO J P,YARUR A J,PROKOP L J,et al. Prevalence of thyroid cancer in multinodular goiter versus single nodule:a systematic review and meta-analysis［J］. Thyroid,2013,23 (4):449-455.

［67］LAUGHLIN - TOMMASO S K. Alternatives to hysterectomy:management of uterine fibroids［J］. Obstet Gynecol Clin North Am,2016,43(3):397-413.

［68］TARTAGLIA F,SALVATORI F M,RUSSO G,et al. Selective embolization of thyroid arteries for preresection or palliative treatment of large cervicomediastinal goiters［J］. Surg Innov,2011,18(1):70-78.

［69］YILMAZ S H,YILDIZ A. Thyroid embolization for nonsurgical treatment of nodular goiter: a single-center experience in 56 consecutive patients［J］. J Vasc Interv Radiol,2021,32 (10):14491456.

［70］JAROSZUK A,KAMIŃSKI G. Arterial thyroid embolization in thyroid diseases［J］. Pol Merkur Lekarski,2011,31(185):284-287.

［71］ZHAO W,GAO B L,YI G F,et al. Thyroid arterial embolization for the treatment of hyper-thyroidism in a patient with thyrotoxic crisis［J］. Clin Invest Med,2009,32(1):E78-E83.

［72］BOUÇA B,MARTINS A C,BOGALHO P,et al. Thyroid arterial embolization in a patient with congenital heart disease and refractory amiodarone-induced thyrotoxicosis［J］. Eur Thyroid J,2022,11(1):e210007.

［73］DUCLOUX R,SAPOVAL M,RUSS G. Embolization of thyroid arteries in a patient with compressive intrathoracic goiter ineligible to surgery or radioiodine therapy［J］. Ann Endocrinol (Paris),2016,77(6):670-674.

［74］WEN F,CHEN X,LIAO R. Branch retinal artery occlusion after thyroid artery interventional embolization［J］. Am J Ophthalmol,2000,129(5):690-691.

［75］ZHAO W,GAO B L,YI G F,et al. Apoptotic study in Graves disease treated with thyroid arterial embolization［J］. Endocr J,2009,56(2):201-211.

［76］BRZOZOWSKI K,PIASECKI P,ZIĘCINA P,et al. Partial thyroid arterial embolization for the treatment of hyperthyroidism［J］. Eur J Radiol,2012,81(6):1192-1196.

［77］MERCADO M,MENDOZA-ZUBIETA V,BAUTISTA-OSORIO R,et al. Treatment of hy-perthyroidism with a combination of methimazole and cholestyramine［J］. J Clin Endocrinol Metab,1996,81(9):3191-3193.

［78］HIRAIWA T,IMAGAWA A,YAMAMOTO K,et al. Exacerbation of thyroid associated oph-thalmopathy after arterial embolization therapy in a patient with Graves' disease［J］. Endocrine,2009,35(3):302-305.

第七章

甲亢患者的日常注意事项和护理

良好的护理是甲亢治愈的关键。甲亢患者的临床症状令人非常痛苦,因此,为了能够缓解症状,患者应该在日常生活中注意一些事情。另外,周围的人对甲亢症状的了解、理解,对治疗也是很重要的。

第一节　甲亢患者的日常注意事项

95. 怎样照顾甲亢患者?

(1)居住环境　应给患者安排的房间阳光柔和、通风良好,但要避免阳光直射床位。

(2)精神支持　给予患者适当的精神支持及鼓励,增强患者战胜疾病的信心。让患者注意调整情绪,保持平和的心态,防止过度劳累。

(3)生活护理　甲亢患者怕热多汗,应注意个人卫生,勤洗澡,更换衣服,保持舒适。

(4)饮食方面　应选择高热量、高蛋白、高维生素、容易消化的食物,保证每日摄取的热量,多饮水,并忌用咖啡、浓茶等刺激性饮料。

(5)观察治疗效果　使用药物后,要观察患者每天的进食量以及大便次数,如果进食量减少,大便次数也减少,说明病情控制的比较满意。定时给患者测体重,定时监测患者平息状态下的脉搏。

(6)其他　甲亢患者在治疗期间,应定期到医院复查甲状腺功能等相关指标,以便医生根据临床症状及化验结果及时调整用药剂量。

96. 甲亢患者的营养与饮食需要注意什么?

(1)甲亢患者在饮食上每日总热量可比正常人多,同时应选择高热量、高蛋白质、高维生素、容易消化的食物,如果正常人每天摄入热量为 2000 ~ 2500 kcal,则甲亢患者每天应摄入 3000 ~ 3500 kcal 热量。患者可以多饮水,但忌用咖啡、浓茶等刺激性饮料。

(2)增加进餐次数,以及时补充体内消耗的热量。在每日三餐主食外,可在两餐间增加点心,以改善机体的代谢紊乱。

(3)膳食调配合理。根据患者平时的饮食习惯,可选用各种含淀粉的食物,如米饭、面条、馒头、粉皮、马铃薯、南瓜等;各种动物食物,如牛肉、猪肉、鱼类等;各种新鲜水果及富含钙、磷的食物,如牛奶、果仁、鲜鱼等。低钾时可多选橘子、苹果等。

(4)甲亢患者应避免过多摄入碘,忌食一些富含碘的食物,如加碘食盐、海带、紫菜、海鲜等海产品,一些含碘较高的中药,如海藻、昆布等均不宜食用,同时还要慎用碘酒、含碘润喉片、含碘的造影剂等药物。食用富碘食物不仅会加重甲亢,而且也会影响抗甲状腺药物的治疗。

(5)甲亢合并糖尿病患者,由于热耗增加,适当增加热量,比单纯糖尿病患者总热量增加10%左右。糖类不宜控制过严,合理控制热量基础上,适当提高糖类进量;要保证优质蛋白的供给;应食用植物油,尽量少食或不食动物性脂肪和胆固醇高的食物;另注意补充含钙质丰富的食物并及时补充维生素D。

食物	重量或数量	热量/kcal
米饭	1碗(200 g)	230
蒸蛋	1个	75
馒头	1个(拳头大小)	220
小米粥	1碗约270 g	210
土豆	100 g(半个拳头大小)	80
苹果	250 g	100
大白菜	250 g	50
绿豆	20 g(单手捧)	80
牛肉	150 g	200

第二节 甲亢患者的护理

97. 应该怎样护理甲亢患者?

(1)当治疗甲亢过程中患者出现白细胞减少时,若白细胞少于 2×10^9/L 时,要立刻联系医生停药,采取保护性隔离措施。护理时应注意:①限制探视,安排单人间,避免交叉感染;②患者戴口罩,保持病房清洁,每日开窗通风 2 次,每次 30 min;③护理过程中严格执行无菌操作,加强无菌观念;④注意个人卫生,做好口腔护理、会阴护理;⑤每日注意监测体温变化,出现发热时给予物理及药物降温;⑥因药物引起的白细胞减少,这是药物的副作用,向患者宣教相关的药物知识。

(2)甲亢伴有心脏病患者的护理要点

1)亢性心脏病患者,易出现兴奋、烦躁、焦虑等,所以要及时了解患者的心理变化,避免不良的精神刺激。

2)心力衰竭的患者使用利尿剂,容易引起低钾,所以要关注患者血清钾等电解质水平。

3)注意观察肝功能指标。

4)患者尽量避免运动,病情较重时应卧床休息。

5)做好病情监测,如监测心率、体重、体温等。

(3)甲亢伴有肝功能异常时的护理要点

1)提醒患者多休息,可适当活动,但要避免过多或过累。

2)给予高蛋白质、高维生素、低脂肪的饮食,避免各种刺激性食物。

3)定期监测肝功能,注意观察皮肤、巩膜是否黄染。

4)观察脉搏及其他甲亢表现,注意甲亢病情是否好转。

(4)甲亢合并周期性麻痹时的护理要点

1)补钾治疗,可静脉补钾或口服补钾,并注意监测血清钾浓度。

2)肌力的观察,一般近端重于远端,下肢重于上肢,通过肌力的观察可观察治疗效果。

3)生命体征的观察,尤其是心率和呼吸,因严重的周期性麻痹可引起呼吸肌麻痹。

4)尿量的观察,因低钾性周期性麻痹可引起排尿困难,所以要仔细观察患者的排尿情况和尿量,必要时留置尿管。

5)遵医嘱使用抗甲状腺药物,按时按量给药,严密监测血常规和肝功能。

6)饮食上应注意多食用含钾丰富的食物,如橘子、香蕉等。

7)告知患者跌倒风险高,注意预防跌倒造成的二次伤害。

8)因低钾性周期性麻痹多在夜间和清晨发病,建议患者最好和家人同住,以便紧急求助。

(5)甲亢合并糖尿病患者护理要点

1)因两病均为消耗性疾病,所以在甲亢未控制时,饮食不宜控制过严。

2)对明显消瘦的患者即使血糖用口服药物可得到控制,也建议短期使用胰岛素治疗。

3)降糖药物在甲亢控制后由于胰岛素敏感性增强,应及时调整剂量,以免发生低血糖。

4)抗甲状腺药物的剂量、维持时间一般要比单纯的甲亢者长 1~2 倍。

(6)甲亢所致精神障碍的护理要点

1)注意与患者的沟通方法,尊重患者人格,针对不同患者因人施护,多与患者交流,及时发现问题及时解决。

2)躁狂状态时,多见于青年女性,应态度冷静,诱导患者进入安静状态,避免激惹或精神刺激。

3)抑郁状态多见于老年人,表情淡漠、厌食、反应迟钝等,此类患者需要更多关心和照顾。

4)出现幻觉时,一般在安静状态下出现,可安排文娱活动,避免单人独处。

5)不要在被害妄想症的患者面前与其他人低声交谈,以免引起患者猜疑。

(7)甲亢手术后的一般护理

1)术后护理评估:手术情况,神志、精神情况,麻醉清醒及肌力恢复程度,生命体征,颈部切口及引流情况,心理状态,用药情况,药物的作用及副作用。

2)呼吸的观察:保持呼吸道通畅,严密观察呼吸的声音、频率、节律和深度,询问患者有无颈部紧缩感、闷气或呼吸困难的症状,必要时行雾化吸入。

3)引流管护理:保持引流管通畅,间断挤捏,防止扭曲、受压、阻塞,妥善固定防止脱落,注意观察引流液的颜色、性状和量并及时准确记录。若引流液的量或颜色异常,应及时通知医师做相应处理。

4)尿管护理:保持尿管通畅,防止扭曲、受压、阻塞,妥善固定防止脱落,术后 24 h 拔除尿管,若有特殊原因不能拔除的,每日做会阴部护理。

5)预防颈内压增高的护理:①嘱患者用适度的力量清除咽部或呼吸道分泌物,指导患者尽量避免剧烈咳嗽和打喷嚏,若需要应张开手掌提前有效按压,力度以不影响呼吸为宜,避免颈内压突然增大导致切口内出血;②协助患者做正确的起床和躺下的动作,降低颈部切口的张力、减轻疼痛和预防切口出血(图7-2-1)。

6)切口的观察:观察切口敷料有无渗出,颈部有无肿胀,询问患者有无颈部紧缩感和呼吸不畅等症状,如有异常应及时告知医护人员。

7)卧位及活动:麻醉未清醒患者应去枕平卧,头偏向一侧;完全清醒血压平稳,可取半卧位有利于呼吸和引流;鼓励患者早期下床活动,日常活动时头部和肩膀自然放松,保持正常坐姿和走姿。

8)声音和饮水的观察:了解患者发音和饮水情况,判断有无声音嘶哑、音调降低、呼吸困难、误咽和饮水呛咳等,必要时遵医嘱用药,如有饮水呛咳者,近期禁饮水和禁食含水分较多的水果,可进半流质或固体食物。

9)饮食护理:术后6 h无恶心呕吐者可饮水,进温凉软食,禁过热的饮食,避免颈部血管扩张,加重切口渗血。

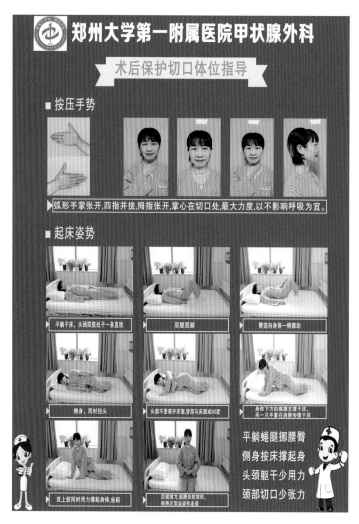

图7-2-1 术后保护切口体位指导

98. 如何进行甲亢手术后并发症的观察和护理?

1. 甲状腺危象

(1)临床表现　多于术后 12 ~ 36 h 内发生,表现为原有的甲亢症状加重,并出现高热(体温>39 ℃),心动过速(140 ~ 240 次/min),件有心房颤动或扑动,烦躁不安、大汗淋漓、呼吸急促、厌食、恶心、呕吐、腹泻等,严重者出现虚脱、休克、嗜睡、谵妄、昏迷,部分患者有心力衰竭、肺水肿,偶有黄疸。

(2)护理　①复方碘溶液 3 ~ 5 mL 口服。②应用 β 受体阻滞剂或抗交感神经药,常用的有盐酸普萘洛尔片。③氢化可的松,200 ~ 400 mg/d,分次静脉滴注。④应用镇静剂:常用苯巴比妥钠 100 mg 或冬眠合剂。⑤降温:一般配合冬眠药物物理降温,使患者体温尽量保持在 37 ℃ 左右。⑥静脉补液保持水、电解质及酸碱平衡。⑦吸氧,以减轻组织的缺氧。⑧如有心力衰竭或肺水肿,可给予去乙酰毛花苷注射液和呋塞米。

2. 切口出血

(1)临床表现　切口引流液颜色暗红或鲜红,引流量突然或持续增多,颈部肿胀,患者有紧缩感或呼吸不畅,出现呼吸困难甚至窒息。

(2)护理　①密切观察患者的生命体征和呼吸的变化。②加强对引流液量和色的观察。若引流液色暗红,量不大,患者无呼吸不畅等症状可告知医师给予局部加压包扎,密切观察;若引流液突然增多或持续增多,颜色暗红或鲜红,均为切口内有活动性出血,应紧急给予床旁或进手术室行清创止血术,禁止应用止血药物。③若出现颈部肿胀逐渐增大,患者有颈部紧缩感或呼吸不畅者,应早期行床旁或进手术室行清创止血术。

3. 喉头水肿

(1)临床表现　常见于术后 6 h 内,尤其在术后 2 h 内尤为警惕,轻者表现为患者呼吸音粗、吸气时气道有阻力,自主症状不明显或稍感呼吸不畅;严重者可表现以闻及喉鸣音、呼吸费力为主要症状的呼吸困难,同时伴有心率增快、血压升高、血氧饱和度下降、精神烦躁、濒死感等一系列生命体征的改变。

(2)护理　①关心、安抚患者,使其保持情绪稳定、避免紧张引起喉部痉挛而加重病情。②半坐卧位、加大氧流量、面罩吸氧、密切观察生命体征变化。③遵医嘱给予静脉和雾化应用激素类药物,若症状不缓解可遵医嘱追加激素用量,遵医嘱给予保护胃黏膜的药物应用。④中重度喉头水肿或症状不缓解者应急请咽喉头颈、麻醉科或 ICU 会诊,备齐抢救物品(图 7-2-2),必要时行气管插管或切开。

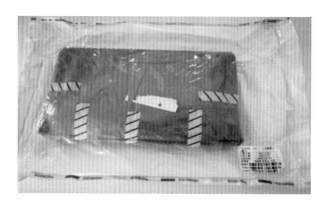

图 7-2-2　气管切开包

4. 呼吸困难或窒息

（1）临床表现　①患者呼吸频率增快、声音增粗、深度加深和血氧饱和度下降，有呼吸困难的表现。②患者有闷气、颈部紧缩和呼吸不畅等自觉症状。

（2）护理　①严密观察病情变化，询问患者自觉症状，遵医嘱给予鼻塞或面罩吸氧。②遵医嘱给予静脉和雾化应用激素类药物，若症状不缓解可遵医嘱追加激素用量。③中重度呼吸困难应急请咽喉头颈、麻醉科或 ICU 会诊，备齐抢救物品，必要时行气管插管或气管切开。

5. 喉返神经损伤

（1）临床表现　一侧喉返神经损伤可由健侧向患侧过度内收而代偿，但不能恢复原音色；双侧喉返神经损伤可导致失声或严重的呼吸困难，甚至窒息。

（2）护理　①一侧受损引起声音嘶哑，一般在 6 个月内可自行恢复，给予解释或遵医嘱口服迈之灵、甲钴胺药物治疗。②双侧受损导致失音或呼吸困难，应严密观察病情，嘱患者保持情绪稳定、平静呼吸，避免剧烈咳嗽和深呼吸。③遵医嘱应用激素类药物，必要时给予急会诊行气管插管、切开或转科治疗。

6. 喉上神经损伤

（1）原因　多在处理甲状腺上极时损伤喉上神经内支或外支所致。

（2）临床表现　若损伤外支，可使环甲肌瘫痪，引起声带松弛无力、声调降低；损伤内支，则使咽喉黏膜感觉丧失，患者进食特别是进水时，丧失喉部的反射性咳嗽，易引起误咽或呛咳。

（3）护理　做好解释，一般可自行恢复，协助患者取坐位进半流质饮食或软食，进食时注意力要集中小口慢咽，禁止单独饮水或食用水分含量高的水果。

99. 甲亢^{131}I 治疗后如何护理?

(1)注意休息,生活规律。症状重者或体质差者可休息 2 个月,不外出旅游或工作,避免感冒。

(2)衣着宜宽松,尤其是上衣领口,勿挤压甲状腺。

(3)饮食上应给予低碘、高糖、高蛋白、易消化饮食。为患者提供足够热量和营养,满足高代谢的需要。1 个月内禁服含碘食物(如海带、紫菜、各种海鱼等)含碘药物(如碘化钾、复方碘溶液、维生素 E、鱼肝油等)及中药等。

(4)女患者 1 年内避免妊娠,男性半年内需避孕。

(5)服碘后 2 周内单人隔离,探视者应与患者保持 2 m 距离,避免与小孩和孕妇同住,避免辐射。

(6)患者应在服^{131}I 后 1 个月、2 个月、3 个月、6 个月各随访 1 次,随访内容包括临床症状、体征、血清甲状腺激素和 TSH 水平等。甲亢治愈后 3 年远期随访 1 次。

100. 如何护理浸润性突眼患者?

(1)外出时应佩戴深色眼镜,以避免强光、紫外线对双眼的照射,避免灰尘和风沙的刺激。

(2)睡眠时抬高头部,以减轻眼部肿胀感和多泪、复视现象。

(3)局部冷敷。这种方法可以减轻双眼的充血、水肿。严重的结膜充血者可试用 50% 葡萄糖冷敷。

(4)双眼闭合不全的患者睡前可涂抗生素眼膏,戴眼罩,以保护结膜、角膜,防治进一步的感染。

(5)双眼干涩症状明显的患者,可以使用抗生素眼膏或者滋润性的滴眼剂润滑角膜和结膜,避免干燥。

(6)平时注意防止用眼过度,不宜长时间面对电脑及电视屏幕。看书及使用电脑时间不超过 1 h 即要进行双眼休息。

(7)尽量避免眼部其他疾病的出现,如结膜炎、沙眼、角膜炎等疾病,若此类疾病出现,只会加重双眼负担,病情更加难以控制。

(8)避免吸烟。研究已经明确证实,主动和被动吸烟都可以加重突眼,即使进行治疗,吸烟也会显著降低治疗效果,所以必须禁烟。

参考文献

[1]李乐之,路潜.外科护理学[M].6版.北京:人民卫生出版社,2017.

[2]陈晓红,张景义.甲状腺探秘[M].北京:人民卫生出版社,2017.

[3]刘超,徐书杭.甲状腺自我保健上上策[M].北京:中国协和医科大学出版社,2015.

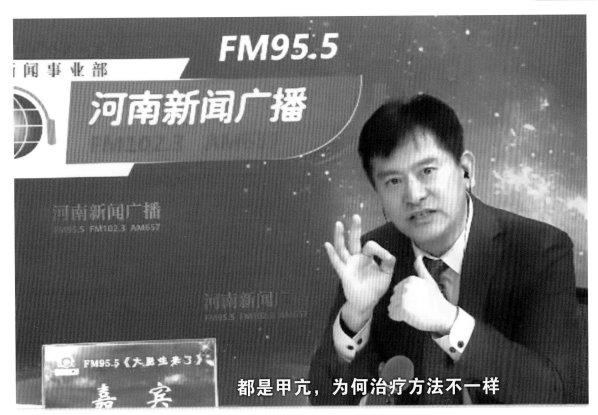

都是甲亢，为何治疗方法不一样

电台甲亢科普

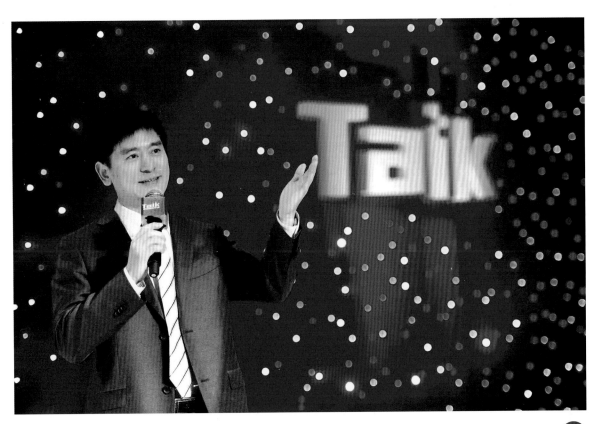

学术报告

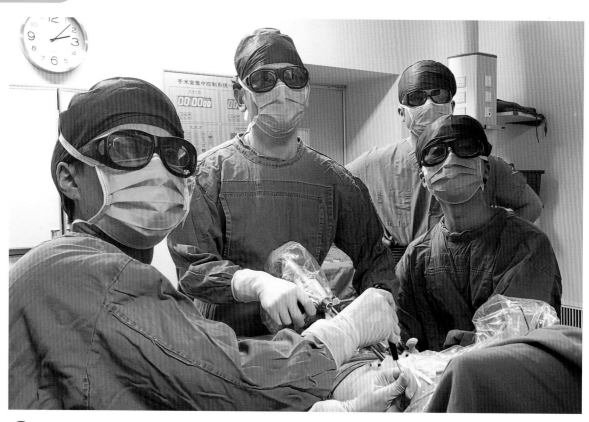

↗ 3D 腔镜甲状腺手术

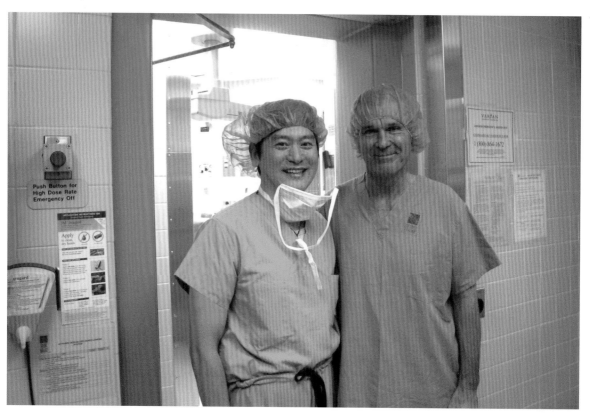

↗ 国际学术交流

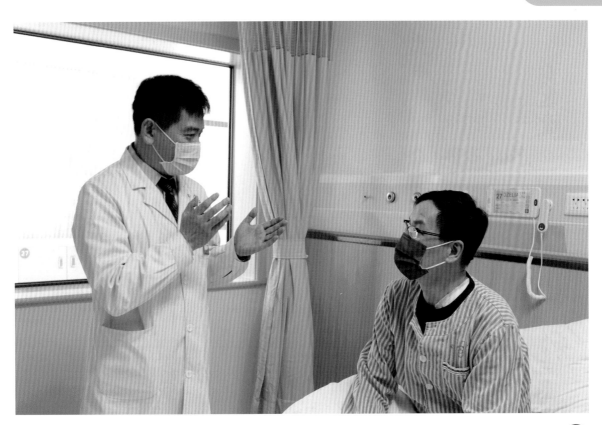

临床查房

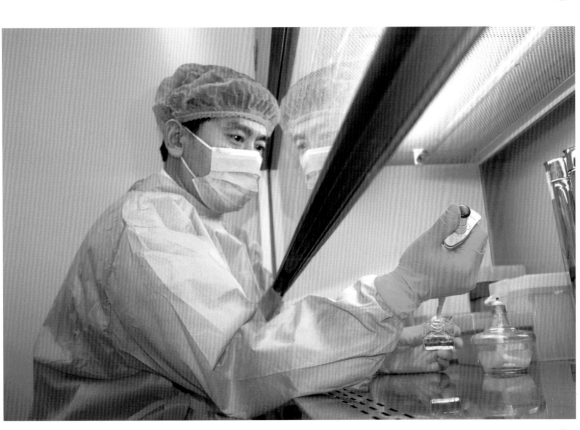

科研实验

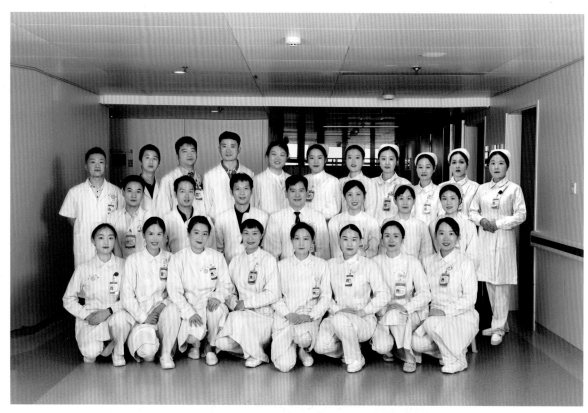

医护团队

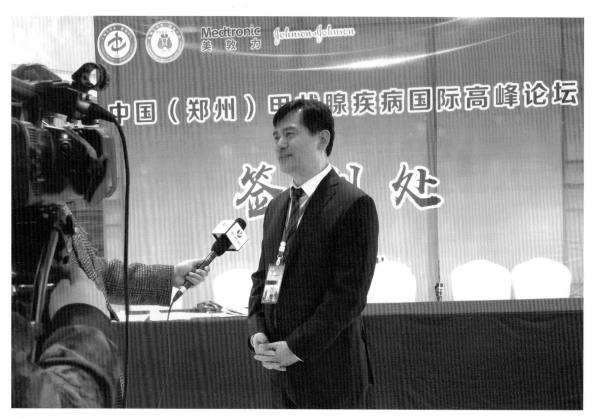

主办专业学术会议